LE SOMMEIL
BIEN DORMIR ENFIN

LUC AUDOUIN

LES ESSENTIELS MILAN

Sommaire

Les mots suivis d'un astérisque (*) sont expliqués dans le glossaire.

Du sommeil à l'éveil

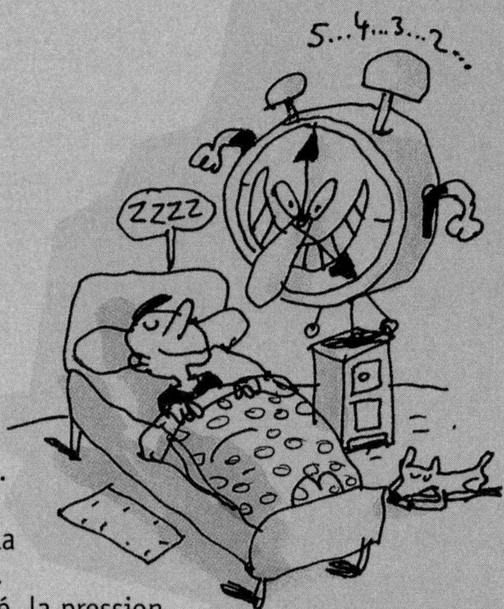

C'est la même horloge interne qui déclenche notre sommeil et notre réveil. Ce rythme, qui a toujours coïncidé avec le jour et la nuit, est maintenant rompu. La découverte de l'électricité, la pression du monde moderne, des échanges, le travail de nuit et le stress en général ont bousculé ces équilibres. Plus d'un tiers de la population française souffre de troubles du sommeil. C'est pourquoi bien connaître le sommeil devient nécessaire pour en tirer le meilleur profit et éviter les perturbations.
On découvrira dans cet ouvrage le fonctionnement du sommeil, son rôle, sa variété au fil de la nuit, au fil de la vie. L'analyse de ses principaux dysfonctionnements, dont l'insomnie et le ronflement aggravé d'apnée, débouchera sur des propositions de prévention et de traitement. Si de simples règles de bon sens peuvent suffire dans bien des cas, des découvertes récentes apportent de nouveaux espoirs pour les cas plus graves. De nouvelles thérapeutiques, telles que la photothérapie ou celles qui utilisent le modafinil et la mélatonine, permettent le recadrage des rythmes et favorisent l'état d'éveil. Mais, au-delà de la biologie, le sommeil reste un moment mystérieux qui nous fascine. Réfléchir sur le sens que chacun lui donne n'est pas vain. À terme, sommeil et éveil sont les deux faces indissociables, obscure et claire, de la vie. Nous vous les souhaitons l'une et l'autre également souriantes.

Sommeil et nature

Les rythmes naturels, saisons, marées, etc., ont conduit les organismes vivants à des comportements adaptés. De l'alternance du jour et de la nuit (le rythme circadien) est né le sommeil.

L'hibernation

Elle n'est pas un état de sommeil, mais de torpeur, qui se caractérise par une baisse de la température et du métabolisme. Elle permet à certaines espèces de résister à l'absence de nourriture pendant l'hiver. L'écureuil hiberne mais se réveille deux fois par mois... pour dormir pendant huit à seize heures.

Le dauphin

Le dauphin ne peut respirer que s'il est vigilant (anesthésié, sa respiration s'arrête). Pour qu'il puisse continuer à respirer quand il dort, une moitié de son cerveau reste en état de veille pendant que l'autre moitié dort.

La nature dort-elle ?

Le rythme circadien a façonné la physiologie et les comportements du vivant. Chez la plupart des espèces, une horloge interne s'est développée pour scander les périodes d'activité (pendant le jour) et les périodes de repos (pendant la nuit). Ce cycle* « activité/repos » a évolué en cycle « veille/sommeil », où le sommeil n'est plus seulement le signe du repos (la quiescence*), mais un état particulier, avec ses critères spécifiques : baisse de réaction aux stimulations, retour rapide vers l'état d'éveil, posture stéréotypée, lieu de repos spécifique et ondes électriques cérébrales différentes révélant deux types possibles de sommeil. On ne peut parler de sommeil pour les plantes, cependant plusieurs variétés soumises à une horloge interne n'ouvrent leurs feuilles que le jour. Tous les animaux dorment : à terre, dans l'eau, en boule, le tête sous l'aile, sur une patte, sur le ventre, la tête et les antennes repliées, en groupe ou isolés... Et cela à deux conditions : la mise à l'écart du danger et une température extérieure favorable. Si le paresseux et l'opossum dorment près de dix-huit heures, l'éléphant, la vache et le cheval sont de petits dormeurs (quatre heures par jour).

Les deux états de sommeil

Pendant le sommeil, l'activité cérébrale est ralentie (ondes lentes), c'est ce que les spécialistes appellent le « sommeil lent ». En 1959, le neurobiologiste français Michel Jouvet* a mis en évidence que le sommeil lent est entrecoupé, chez les espèces les plus évoluées (oiseaux, mammifères), par un autre type de sommeil, le sommeil paradoxal* (SP) : une intense activité cérébrale (des ondes rapides, comme à l'état de veille) dans un corps profondément endormi.

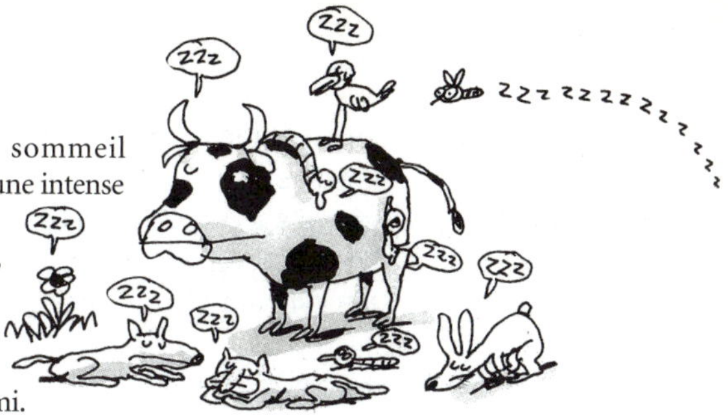

Les espèces anciennes (reptiles, poissons) n'ont pas de SP. Ce sont des animaux à sang froid (poïkilothermes*), dont les cellules nerveuses, durant toute leur vie, se reproduisent par division (la neurogenèse*), et transmettent automatiquement toutes les informations génétiques qu'elles contiennent aux nouvelles cellules.

De l'animal à l'homme

Chez les animaux à sang chaud, les homéothermes* (oiseaux, mammifères), la neurogenèse s'arrête dès la fin de la maturation du cerveau. Le SP prendrait alors le relais de la neurogenèse, comme un système de stimulation interne permettant le maintien et l'entretien des informations génétiques contenues dans les neurones. Tous les mammifères ont un SP, sauf le dauphin et l'échidné (sorte de hérisson d'Australie). L'opossum est le champion du SP : cinq à six heures par jour. Le SP des oiseaux est très court, trente secondes au maximum, excepté celui des pingouins et des manchots (quatre-vingts minutes par jour). On observe aussi chez les jeunes de toutes les espèces des phases de SP plus longues que celles des adultes (par exemple : 70 % chez le chaton, 20 % chez le chat). Plus un animal est immature à la naissance, plus il aura de SP. Regardons un chat pendant son SP : il montre des comportements typiques de son espèce (attaquer, guetter, jouer...). Chez l'homme, pendant le SP, il y a réinjection non seulement du stock génétique (l'inné), mais aussi de tout ce qu'il a appris depuis sa naissance (l'acquis), qui renforcent ainsi son individualité.

Dans la nature, tous les êtres vivants dorment. Si, pour toutes les espèces, le sommeil a une fonction de récupération physique, pour les plus évoluées s'y ajoute une fonction de réaménagement mental.

Le sommeil et l'artiste

**Les artistes ont d'actives et intimes relations avec leur sommeil.
Qu'il soit sujet à représentations ou outil de création, ce seuil de l'autre monde les fascine toujours.**

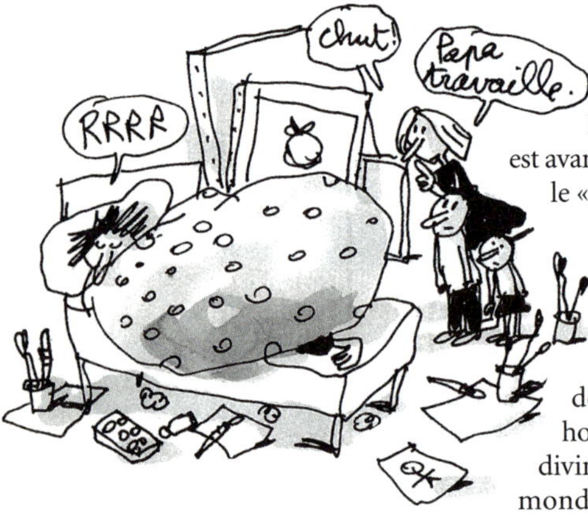

Le domaine du rêve

Pour l'artiste, le sommeil est avant tout le « pays des songes », le « royaume du rêve ». Sans se préoccuper du « pourquoi » et du « comment » de son rêve, il cherche à savoir ce que celui-ci veut « lui » dire et qu'il doit transmettre aux autres hommes. Le message, souvent divin, vient toujours d'un autre monde : visions du paradis et de l'enfer pour l'écrivain Dante et le peintre Jérôme Bosch, de l'« échelle de Jacob* », représentée par tant et tant de peintres et de graveurs, révélations telles que celles accordées au poète et peintre William Blake, rencontres avec des dieux, comme en avaient l'habitude les pharaons de l'Égypte ancienne, prémonitions, avertissements, promesses…

Pour accéder à cette source d'inspiration, des artistes comme Baudelaire et Michaux ont recours à des drogues qui peuvent provoquer un état quasi permanent de « *dormeur éveillé* », comme André Breton décrivait Robert Desnos. Le poète acquiert alors une seconde nature, et même, comme le disait Gérard de Nerval, « *une autre vie* ». Ces jeux de miroirs entre « moi » et mon « double » ouvrent de délicieux abîmes, tel le fameux rêve de Tchouang Tseu, qui ne savait plus s'il avait rêvé qu'il était un papillon ou s'il était un papillon rêvant qu'il était Tchouang Tseu.

Heureuse insomnie

L'insomnie, même douloureuse, peut s'avérer utile à l'artiste. Jean Tardieu l'appelait sa « *grande chance* » et estimait que, sans elle, il n'aurait jamais pu écrire son œuvre.

La paix du corps

Pour les artistes qui refusent ces chimères, d'autres vies et d'autres mondes, et préfèrent s'en tenir à ce monde-ci, « *la plus belle récompense de l'homme, c'est encore son sommeil* » (André Hardellet). Le « sommeil du juste » est un sommeil sans rêve ; celui-là même qui est refusé au méchant, voué aux cauchemars ou aux insomnies. S'il n'est un vrai « plaisir », du moins soulage-t-il de la douleur de vivre, tant physique que psychique : « *Il n'est pas de douleur que le sommeil ne sache vaincre* » (Balzac). Les paysans de Millet ou de Van Gogh sont magnifiés par leur sommeil : il est non seulement le prix de leur sainte fatigue, mais aussi le gage de leur héroïque bonne volonté à poursuivre leur tâche. Le sommeil est alors la figure emblématique de l'Homme dans ce qu'il a de plus charnel et de plus vulnérable. Il y a d'ailleurs toujours quelque indiscrétion à regarder quelqu'un dormir ; en raison de notre proximité non pas avec ses rêves, mais avec son corps.

L'oubli du temps

Paradoxalement, ce sommeil, qui, parce qu'il met en évidence nos fonctions biologiques (de la respiration au ronflement) et psychiques (rêves), révèle la vie, est aussi le symbole de la mort. « *Le sommeil est le frère jumeau de la mort* », disait Homère. Leur lien n'est pas tant entre la vie et la non-vie qu'entre le temps et son absence. On ne nous raconte pas les rêves de la Belle au bois dormant, et son souffle est imperceptible : elle est hors du temps, tout comme ces gisants des églises ou ces figures allégoriques qui veillent sur les tombeaux. Que la vie se termine bien – « *Comme une journée bien remplie nous donne un bon sommeil, une vie bien vécue nous mène à une mort paisible* » (Léonard de Vinci) – ou mal – « *Son heure dernière est venue : il se réveille en sursaut, comme d'un profond assoupissement* » (Bossuet) –, elle s'achève toujours par « *le dernier sommeil* », « *le sommeil éternel* » des philosophes, l'éternité – de préférence glorieuse.

Les paysans de Millet

La profondeur même de leur sommeil sous-entend leur honnêteté ; ils pourraient dire avec Victor Hugo : « *Mieux vaut un bon sommeil qu'un bon lit.* »

Prémonition

À la suite d'un rêve, Victor Brauner peint son autoportrait avec un œil crevé, accident dont il devait être victime sept ans plus tard.

Quand l'esprit rêve et que le corps sommeille, tout un autre monde se met en place : un théâtre riche en intrigues et en symboles où l'artiste trouve une de ses sources d'inspiration.

Objets et lieux du sommeil

Objets et lieux du sommeil varient avec les époques. De ce décor naîtront le plaisir d'aller au lit et la détente nécessaire à l'endormissement.

La lecture

Compagne idéale des insomniaques mais aussi de toute personne aimant s'endormir en compagnie, elle a un rôle essentiel dans le sommeil. Plus de 60 % des personnes ayant de hautes responsabilités lisent pour s'endormir. La détente amenée par la lecture est la première étape vers le sommeil.

Chambres d'ailleurs

Sous le tipi, les Indiens d'Amérique dorment en rond, autour d'un foyer central, souvent tête-bêche – comme les rayons d'une roue –, sur des sommiers de jonc tressé relevés à chaque extrémité et recouverts de peaux. L'Esquimau, lui, dort nu sous les peaux dans son igloo de glace ou de tourbe. Le sol est recouvert de broussailles, de foin et de peaux. Les Indiens des tropiques dorment sur des hamacs, dont la position et la hauteur sont fonction de l'importance du dormeur. Au Japon, le lit a beaucoup d'importance et le coucher est un rite. Espace plus que chambre, il se construit le soir. Les meubles poussés sur le côté, le futon (sorte de matelas) est posé sur le tatami et les cloisons mobiles ferment alors l'espace. En Chine, au contraire, le lit est presque une pièce à lui tout seul : estrade de bois couverte d'une natte épaisse, rideaux, portemanteau, étagère, miroir.

Chambre à coucher

Sous sa forme actuelle, elle ne se généralise que depuis le XIXe siècle. Typée alors, avec son grand lit, son armoire à glace, ses deux tables de nuit, elle était le bonheur du couple et la preuve de sa réussite, confirmée encore par une coiffeuse et souvent agrémentée d'une belle peinture au-dessus du lit (nu allongé et vaporeux). Actuellement réduite à la plus petite pièce, ou même à un simple canapé clic-clac, elle disparaît souvent ou renaît

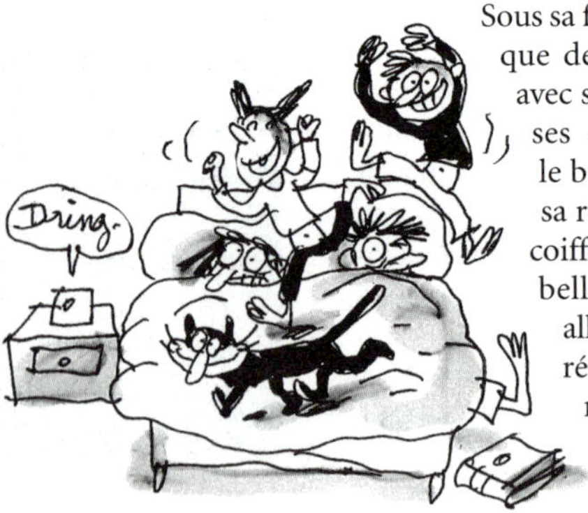

dans un mélange de style bureau-chambre, avec ordinateur. Le sommeil ne gagne pas à cette métamorphose.

Le lit

L'*Homo sapiens* dormait à même le sol, puis il se confectionna des sortes de matelas en remplissant une housse d'herbes, d'algues ou de foin. Les Francs, nos ancêtres (Ve-VIe siècle), dormaient dans un grand lit collectif. Longtemps, on dormira ainsi, à plusieurs. Au XVe siècle apparaît le « plumard », lit au matelas de plumes, et, peu à peu, le lit devient objet de décoration et de luxe. Le matelas de laine arrive au XVIIIe siècle, avec le sommier métallique. Le lit, autrefois premier achat ou cadeau pour le couple, reste important. Généralement choisi à deux, il est pour 82 % des couples français un lit à deux places et passe de 140/190 cm à 160/200 cm. Après la vogue des lits durs et des sommiers recouverts de planches, le matelas redevient plus doux. À chacun de choisir sommier et matelas selon ses goûts, la literie française est réputée. Le lit à eau, bien au point et certainement propice à un bon sommeil, n'a pas encore la place qu'il mérite.

Oreillers et parures

Les couettes ont tendance à remplacer les draps et les couvertures, bases anciennes du trousseau et sources de merveilles de dentelles et autres broderies. Son usage ne vient pas de sa qualité, car elle convient mal à un climat tempéré, mais de sa commodité, car elle permet de ne pas « faire son lit ». Pourtant, chaque drap a son contact et son plaisir : du rêche, rugueux, au plus souple et soyeux. Il a aussi son parfum. L'oreiller a pour but de soutenir les vertèbres cervicales et de répartir le poids de la tête (le traversin ou polochon disparaît à son profit). Si 62 % des dormeurs ou dormeuses portent pyjamas et chemises de nuit, d'autres se contentent d'un tee-shirt ou d'un caleçon – ou de rien, telle Marilyn Monroe, « vêtue » seulement de Chanel n° 5 !

La table de chevet

Elle remplace la table de nuit d'antan, avec son pot de chambre émaillé ou en porcelaine. Elle porte le réveil, les lunettes, la montre, les parures du jour et le livre de chevet, compagnon de nos nuits.

Le réveille-matin

Le véritable réveille-matin, « *pendule munie d'une sonnerie qui réveille à l'heure sur laquelle on a placé l'aiguille correspondante* », date de 1440, et son invention est attribuée à un Français.

La vie n'est pas un laboratoire. Le sommeil se déploie dans un univers physique, affectif et social qui lui est plus ou moins propice.

Rêves et songes

À toutes les époques, l'homme a considéré le rêve comme une passerelle privilégiée pour le relier au monde invisible et y trouver des réponses au mystère de la vie.

La langue des rêves

La langue des rêves est prophétique et poétique, elle révèle le destin dans un langage qu'il convient d'interpréter de l'intérieur et non avec sa rationalité.

L'homme primitif

La réalité se présente pour lui sous deux formes indissociablement liées : la réalité matérielle et la réalité invisible. Le rêve représente le voyage de l'âme qui s'en va visiter le monde invisible, peuplé des ancêtres et des forces naturelles. Il a aussi un rôle social, il désigne à chacun sa place dans le groupe. Pour les Aborigènes d'Australie, le rêve appartient au temps des grands ancêtres, qui est le temps de l'« éternel rêve », substance spirituelle inépuisable qui aime les bêtes, les gens et les choses. Dans le culte vaudou, à Haïti, les esprits donnent des conseils (de médecine, par exemple) aux officiants. Au Mexique, les Tarahumaras pensent que, quand l'homme dort, son âme veille sur le troupeau et le réveillera en cas de danger. Les Inuit du Groenland redoutent l'influence des mauvais esprits, qui profitent des rêves pour annoncer leur venue.

La Bible

Dans la Bible, les rêves sont des messages directs de Dieu. Appelés « visions nocturnes », ils sont des prophéties qui aident et rassurent les guides du peuple d'Israël. Abraham, âgé de 86 ans, n'a pas d'enfant quand Dieu lui annonce la naissance d'un fils. Dieu demande à Isaac, le second fils d'Abraham, de ne pas se rendre en Égypte malgré la famine qui sévit en Israël, et l'assure de sa protection. Dans le Nouveau Testament, la naissance de Jésus est annoncée en rêve à Joseph. Saint Paul, pendant ses campagnes d'évangélisation, fait trois rêves dans lesquels Dieu l'encourage et le soutient.

Hippocrate

Les rêves de ses patients lui étaient très précieux, le renseignant à l'avance sur les étapes à venir de la maladie (guérison en vue dans le cas de rêves de fleurs ou d'eau pure).

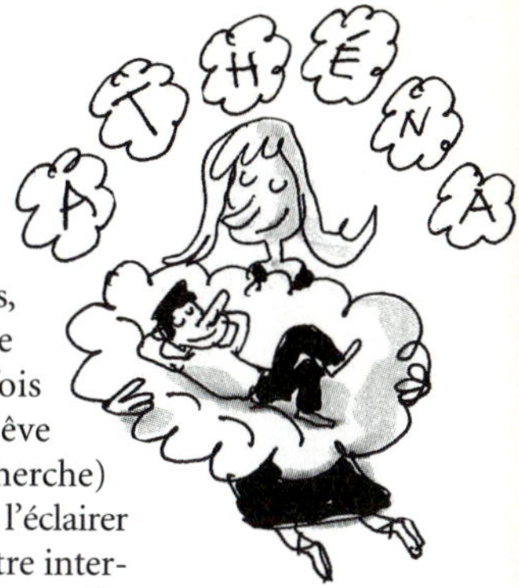

La Grèce antique

Pendant les rêves, les dieux de l'Olympe envoient des messages et des messagers : Oneiros (« rêve », en grec), le messager des rêves, apparaît dans la chambre de Pénélope avec un message d'Ulysse. Il est plusieurs fois présent dans l'œuvre d'Homère. Dans le rêve grec, le rêveur ne se voit pas, il reçoit (et recherche) le message comme un présent des dieux qui va l'éclairer sur ses projets. Certains rêves demandent à être interprétés. À partir du VIe siècle s'ajoute une nouvelle conviction (venue du chamanisme* des peuples d'Asie) : pendant le sommeil, l'âme peut se séparer du corps, le rêve devient alors un voyage de l'âme dans le royaume des morts (Orphée qui va aux Enfers).

Le Moyen Âge

Le rapport direct à l'invisible est le privilège de l'Église. Elle affirme que le rêve doit être une vision réservée aux saints, aux martyrs et aux évêques. Des rêves rapportés par les fidèles aux prêtres, on retiendra surtout ceux où l'on voit des morts dans la souffrance du purgatoire implorant les prières des vivants pour abréger leur épreuve. Les rêves envoyés par Dieu disent la vérité, mais, s'ils sont envoyés par Satan, ils sont alors trompeurs. Aussi est-il conseillé de se méfier des rêves.

L'époque romantique

Au début du XIXe siècle, la prise de conscience d'une vie intérieure autonome (la subjectivité) amène l'effacement de la frontière entre monde matériel et monde invisible. L'âme du monde est partout et chacun porte en lui une part du sacré. Le monde invisible est dehors et dedans. Invisible par définition, il se dévoile au cours des rêves lorsque la conscience est en sommeil. Le rêve devient alors une expérience psychique privilégiée qui permet de retrouver l'harmonie de l'âme du monde.

Dieux du sommeil

Dans la Grèce antique, Hypnos (dieu du sommeil) et Thanatos (dieu de la mort) sont frères jumeaux. Le sommeil est considéré comme un temps de répit pour l'homme soumis aux affres de la vie. Morphée, dieu latin du sommeil, est encore évoqué de nos jours dans l'expression « tomber dans les bras de Morphée ».

Jusqu'à notre époque, les rêves ont été considérés comme des messages, encourageants ou menaçants, du monde invisible pour nous guider.

Testez-vous

Test : échelle de somnolence d'Epworth

Nom : **Âge :**
Prénom : **Date :**

Instructions : vous arrive-t-il de somnoler ou de vous endormir, et non de vous sentir seulement fatigué, dans les situations suivantes ? Cette question se rapporte à votre vie dans les derniers mois. Même si vous ne vous êtes pas trouvé récemment dans l'une des situations suivantes, essayez de vous représenter comment elles auraient pu vous affecter.
Choisissez dans l'échelle suivante le nombre le plus approprié à chaque situation :
0 = ne somnolerait jamais
1 = faible chance de s'endormir
2 = chance moyenne de s'endormir
3 = forte chance de s'endormir

Situation	Nombre
• Assis en train de lire.	…………
• Assis, inactif, dans un endroit public (au théâtre, en réunion).	…………
• Passager dans une voiture roulant sans arrêt pendant une heure.	…………
• Allongé l'après-midi pour se reposer quand les circonstances le permettent.	…………
• Assis en train de parler à quelqu'un.	…………
• Assis calmement après un repas sans alcool.	…………
• Dans une auto immobilisée quelques minutes dans un encombrement.	…………

Score : on admet en général qu'un score supérieur à 10 est le signe d'une somnolence excessive.

Quiz

Questions :

1) On doit dormir au moins huit heures.	oui	non
2) Le sommeil avant minuit est le meilleur.	oui	non
3) On grandit pendant le sommeil.	oui	non
4) La chambre doit être fraîche.	oui	non
5) Les somnifères sont dangereux.	oui	non
6) La nuit porte conseil.	oui	non
7) Une bonne sieste vaut une nuit.	oui	non
8) Le ronflement est normal à un certain âge.	oui	non
9) Si on se réveille plus tôt que le réveil, il vaut mieux se lever.	oui	non
10) C'est mauvais de faire la grasse matinée.	oui	non
11) Tout le monde rêve.	oui	non
12) Les femmes dorment moins bien que les hommes.	oui	non

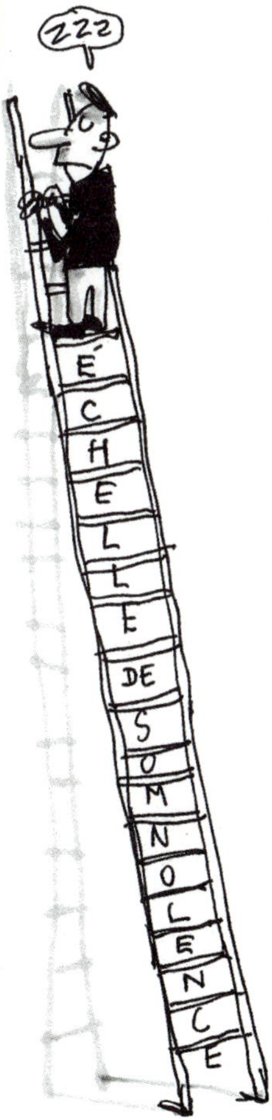

Réponses :

1) Non, chacun a sa durée, il y a petits et grands dormeurs. Si un dormeur de huit heures veut réduire son sommeil, il peut se coucher un quart d'heure plus tard chaque semaine. Ne pas descendre en dessous de six heures.
2) Oui, mais dans le sens exact du mot : la mi-nuit, la moitié de la nuit. Ce premier sommeil est plus récupérateur physiquement.
3) Oui, l'hormone de croissance est sécrétée pendant le sommeil.
4) Oui. La température doit être de 18 °C.
5) Non, mais on ne doit pas les prendre, en cas d'insomnie, pendant plus de trois semaines, afin d'éviter les effets d'habitude et de rebond*.
6) Oui, car les neurones en phase paradoxale communiquent plus entre eux et, souvent, la solution nouvelle apparaît ainsi le matin.
7) Non, car seule la nuit permet les cycles* successifs du sommeil. La sieste apporte un bon repos complémentaire.
8) Non. Si le ronflement apparaît avec l'âge, il doit toujours être considéré comme une nuisance pour l'individu, surtout s'il est fort et présente des arrêts respiratoires.
9) Vrai, surtout si la nuit a été courte. Si vous vous réveillez une demi-heure avant, il vaut mieux vous lever, sinon vous risquez de vous réveiller ensuite vaseux et mal à l'aise.
10) Oui et non. Chez l'enfant et l'adolescent, pas de problème ; chez l'adulte, on remarque pour un bon nombre d'entre eux que la grasse matinée donne une sensation de malaise et est la cause d'un lundi moins performant.
11) Oui, même si tout le monde ne s'en souvient pas.
12) Vrai, le sommeil souvent perturbé pendant la grossesse et les moments qui suivent en est une des raisons, ainsi que les solitudes affectives, plus difficilement vécues.

Explorer le sommeil

De l'observation simple aux mesures électriques et biologiques et à l'imagerie cérébrale, les moyens employés ne cessent de progresser.

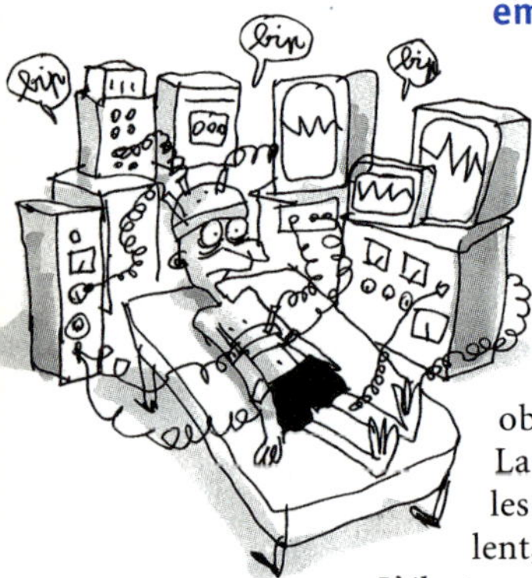

Les enregistrements

L'examen polysomnographique* du sommeil explore diverses activités électriques. L'électroencéphalogramme (EEG) consiste à mesurer l'activité électrique du cerveau. Des électrodes sont placées à des endroits précis du crâne et le tracé obtenu traduit notre activité cérébrale. La variété des ondes permet de déterminer les différentes phases du sommeil : sommeil lent, léger et profond, sommeil paradoxal*. L'électro-oculogramme (EOG) mesure les mouvements des globes oculaires. Des mouvements des yeux accompagnent certaines phases du sommeil : leur observation permet de repérer ces phrases. L'électromyogramme (EMG) mesure les variations du tonus musculaire. Les électrodes sont habituellement placées sur le menton.

L'observation des fonctions

Il s'agit alors d'étudier les manifestations du sommeil sur les grandes fonctions. Pour la circulation, on mesure la tension artérielle, et, pour le cœur, on utilise l'électrocardiogramme (ECG). Pour la respiration, des sangles entourant le thorax et l'abdomen sont reliées à des capteurs ; d'autres types d'appareils plus complexes permettent le dosage de l'oxygène sanguin, des capteurs naso-buccaux mesurent les flux d'air, permettant ainsi de repérer les apnées*. D'autres appareils répondent à des besoins spécifiques, comme les microphones pour les ronfleurs ou l'actimètre, petit appareil porté au poignet, qui mesure au quotidien les variations de tonus musculaire, l'alternance activité/repos.

Un paradoxe

Selon William Dement, fondateur du Centre du sommeil de l'université Stanford, « *il n'est pas facile d'étudier son propre sommeil en dormant !* ». Souris, chats, singes et étudiants américains (!) font le bonheur des laboratoires.

L'imagerie cérébrale

Les caméras à positron mesurent l'activité des neurones par le biais de leur consommation d'oxygène. L'appareil fonctionne comme un scanner. On peut ainsi observer les fonctions mentales en activité, les différentes parties qui travaillent pendant le sommeil. On est alors en prise directe avec le cerveau.

Tests et questionnaires

De nombreux questionnaires d'évaluation de son propre sommeil existent. L'outil subjectif le plus important est l'agenda du sommeil. Chaque jour, on y consigne ses heures de mise au lit, d'endormissement, de réveils nocturnes, de réendormissement, de réveil final et de lever. Il est aussi utile pour le sujet que pour le thérapeute. L'Index de qualité du sommeil de Pittsburgh explore la qualité du sommeil du dernier mois, vu par soi et par son entourage. D'autres explorent l'organisation dans le temps, retrouvant la distinction entre couche-tôt et couche-tard. Explorer la qualité de l'éveil est aussi très utile, soit en repérant la somnolence, avec le test itératif de latence d'endormissement (TILE), soit en quantifiant la vigilance* par des tests d'éveil.

Les centres du sommeil

Ce sont des centres d'exploration et de traitement. Ils permettent l'observation sur place, par la polysomnographie* (EEG + EOG + EMG), de votre sommeil. L'ensemble des données est traité par ordinateur. D'autres explorations sont associées en fonction du diagnostic posé ou cherché. À terme, une conduite thérapeutique adaptée est proposée, ainsi qu'un suivi. Ces centres effectuent également des recherches fondamentales et appliquées. Ils répondent aux demandes de groupes ou d'individus confrontés à un problème spécifique (travail posté, armée, navigateurs solitaires...). De nombreux exploits ont été possibles grâce à leur participation à ces projets.

L'actimétrie

L'actimètre, appareil porté au poignet non dominant, enregistre les mouvements pendant quinze à vingt et un jours. On vérifie si le rythme activité/repos se superpose au rythme veille/sommeil. L'association agenda et actimétrie permet souvent de diagnostiquer une mauvaise perception du sommeil.

Si des méthodes récentes nous permettent de mieux connaître la nature du sommeil, sa raison d'être nous est encore en grande partie inconnue.

Physiologie et rôle du sommeil

Vestige archaïque, facteur de récupération, ajusteur émotionnel, reprogrammateur de mémoire et garant de la personnalité : les fonctions du sommeil sont multiples.

Éveil neuronal

Le sommeil n'est pas un arrêt ou une diminution des fonctions de l'éveil, c'est une activité propre, spécifique, du système nerveux.

Anatomie du sommeil

Le sommeil est un état actif produit par l'activité de structures neuronales spécialisées. L'hypothalamus*, en chef d'orchestre, fait jouer ces structures. Chacune intervient à un certain moment du sommeil. Par ailleurs, des médiateurs chimiques servent de support à l'information. Les ensembles de neurones sensibles à l'arrivée d'un médiateur chimique donné répondent alors selon leur programmation : sommeil lent, sommeil paradoxal*, éveil.

Sommeil et apprentissage

Les expériences sur l'homme ont montré l'importance de la qualité du sommeil dans les processus d'apprentissage et prouvé que ce qui est appris juste avant la nuit est mieux restitué le lendemain. Mais des personnes privées de sommeil longtemps ne semblent pas perdre la mémoire !

L'alternance veille/sommeil

L'alternance veille/sommeil se reproduit cycliquement toutes les vingt-quatre heures – on parle de rythme circadien. Bien d'autres paramètres biologiques ou physiologiques ont cette même rythmicité, notamment la température corporelle, dont le minimum se situe entre 2 et 4 heures du matin (moment où l'on dort le mieux. Les expériences d'isolement dans des grottes (Michel Siffre) ont montré que cette rythmicité circadienne était due à l'existence d'une horloge biologique située au niveau du noyau suprachiasmatique de l'hypothalamus. À cette rythmicité circadienne se superpose une rythmicité homéostatique (en effet, moins on dort, plus on a sommeil), l'accumulation d'éveil entraîne le sommeil. À ces facteurs qui créent l'alternance et les cycles* du sommeil (horloge interne, modification de la température, temps d'éveil) s'ajoutent des facteurs sociaux qui vont parfois profondément modifier les cycles naturels. Parallèlement, des fonctions du corps suivent

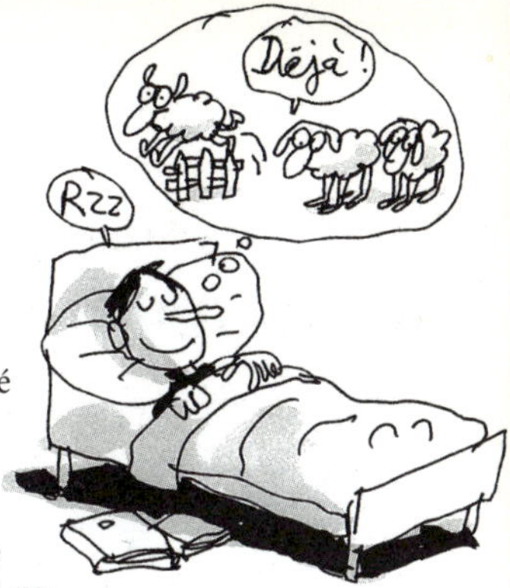

ces rythmes : respiration, battements de cœur, tension artérielle se modifient, ainsi que les sécrétions hormonales (notamment l'hormone de croissance sécrétée en dormant et le cortisol sécrété en deuxième partie de nuit).

Son rôle

Rien n'est sûr, peut-être s'agit-il d'un vestige archaïque du temps où les hommes (qui ne voient pas la nuit) devaient rester tranquilles ? Le système nerveux les mettait alors au repos. Fonction de protection : le sommeil viendrait pour limiter le temps de l'action et protéger de la fatigue, et l'éveil pour nous protéger de l'inaction, avec ses dangers. Fonction de récupération : la privation de sommeil lent profond entraîne des troubles au quotidien : lenteur, inattention, comportements inadaptés. Fonction de mémorisation, qui se différencie selon les phases : la mémoire des faits rationnels se fait pendant le sommeil lent profond, le triage et l'intégration des données émotionnelles et créatives pendant le sommeil paradoxal, moment aussi, selon certains, d'évacuation des informations inutiles pour éviter la surcharge mentale. Ajoutons que l'hormone de croissance est sécrétée pendant le sommeil. Enfin, le sommeil permet le rêve, dont on ne connaît pas véritablement toute la fonction.

Mémoire de l'espèce

Plus récemment, on a accordé au sommeil un rôle majeur dans la structuration même de l'individu. Pour Michel Jouvet*, dans les phases de sommeil paradoxal se maintiennent et se renforcent nos codes génétiques, garants de notre personnalité. La durée importante du SP chez les mammifères immatures en serait une preuve. Les phases de SP seraient à la base de la maturation du cerveau. De cette manière, la personnalité même de l'individu serait maintenue grâce à ces « recyclages » répétés.

On connaît mieux le comment que le pourquoi du sommeil. Le monde moderne, qui a supprimé la nuit, prolongé le travail, permis de voyager dans l'espace, doit pouvoir trouver la réponse.

Les cycles du sommeil

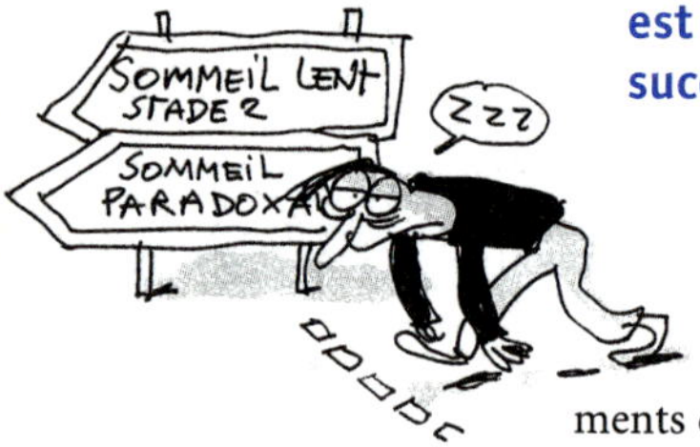

Tout est rythme dans la nature, et il en est de même chez l'homme. Le sommeil, qui vient avec la nuit, est lui-même rythmé par des cycles successifs.

Tout est cycle

Même sans appareil de mesure, nous sentons en nous des alternances, des rythmes : faim, excrétion, battements du cœur, respiration, veille et sommeil. Ces rythmes très anciens sont souvent modifiés par la vie sociale, et la fée électricité (bonne ou mauvaise ?) a changé notre vie. Le sommeil apparaît déjà à l'observateur varié et cyclique. Les appareils modernes vont confirmer et affiner cette impression.

Les signes électroencéphalographiques (EEG)

Dès 1937, les tracés EEG (mesure de l'activité électrique du cerveau par des capteurs) montrèrent que le sommeil n'était pas un état stable. Des cycles*se succèdent, se répétant presque à l'identique. Ces cycles de quatre-vingt-dix à cent minutes se découpent en deux types de sommeil : sommeil lent et sommeil paradoxal*. Le sommeil lent se décompose en sommeil lent dit léger, stades 1 et 2 (apparition d'ondes lentes appelées ondes thêta, suivies d'autres modifications sous forme de trains d'ondes rapides), et en sommeil lent profond, stades 3 et 4 (ondes delta, plus amples et régulières, qui augmentent peu à peu). Le sommeil paradoxal (SP) se manifeste par une activité cérébrale intense traduite par des ondes rapides, proches des ondes alpha de la vigilance*, alors que la personne dort profondément. Chaque cycle dure au total quatre-vingt-dix minutes environ. Au cours du premier cycle, le sommeil paradoxal apparaît après une heure et demie et dure quelques minutes. Sa durée augmente au fil de la nuit ; au total il occupe 25 % de la nuit.

Phase REM

Nom ancien du sommeil paradoxal (*rapid eyes mouvement*), reconnu alors principalement par des mouvements oculaires rapides, une érection, alors que le corps est à ce moment le plus détendu.

Les signes physiques

Parallèlement, on observe au stade 1 des mouvements oculaires lents et de grande amplitude, une respiration irrégulière, et le dormeur, en route vers le sommeil, voit des images variées (dites hypnagogiques). Aux stades 2, puis 3 et 4, le cœur, la respiration se calment, la tension artérielle baisse. Durant le sommeil paradoxal, le tonus musculaire est le plus bas, pendant que les yeux présentent des mouvements rapides. Cœur et respiration deviennent irréguliers et la tension artérielle monte.

Premier sommeil

Considéré traditionnellement comme le meilleur, le sommeil avant minuit (en fait la mi-nuit) est en effet le plus récupérateur physiquement par sa profondeur et sa grande durée de sommeil lent.

Connaître et utiliser ses cycles

En vacances, on peut, si on s'endort et se réveille spontanément, diviser son temps de sommeil, mesuré en minures, par 90 – on trouvera ainsi son nombre de cycles. Un petit ajustement permettra alors de repérer des cycles de quatre-vingts ou cent minutes. On peut ensuite programmer son réveil en calculant, à partir de son coucher, un multiple de son cycle. Un bon réveil est un réveil qui survient en fin de cycle, aussi un réveil spontané survenant un peu avant la sonnerie du réveil est à respecter, d'autant plus que la nuit aura été courte (cycles plus marqués). À vouloir se rendormir, on risque de se réveiller beaucoup moins bien peu de temps après.

Les cycles du sommeil

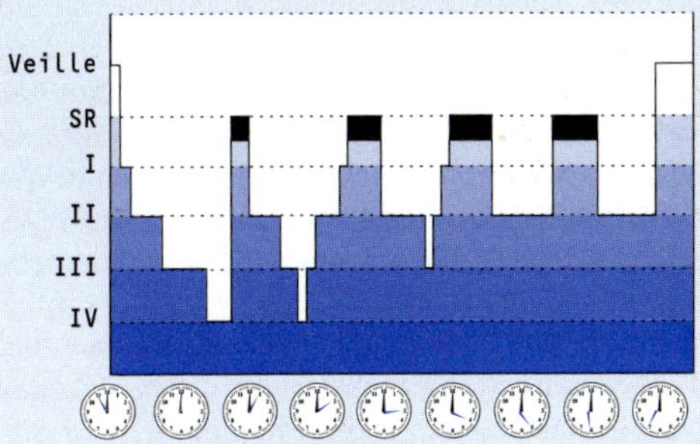

Source : Benoît, Encycl. méd. chir., Neurologie, 1988.

Le sommeil est un temps vivant. Jours et nuits sont marqués par des alternances d'éveil et de sommeil. Suivre ses rythmes, c'est vivre mieux.

Le sommeil au fil de la vie

Compliqué, fragile, impérieux, le sommeil varie avec l'âge. Les saisons du sommeil suivent les saisons de la vie.

Grossesse

La future mère, elle-même rêveuse, est dans un ailleurs, en phase avec le sommeil de son enfant. Bon sommeil et douce quiétude vont alors souvent de pair.

Fœtus et maman

Le sommeil fœtal est facilement observable chez les prématurés. À dater de la 24e semaine, l'enfant passe par des phases successives de calme et d'agitation (détentes brusques des membres visibles à l'échographie et perçues par la mère) : c'est le sommeil sismique. Vers la 28e semaine apparaissent les prémices du sommeil à cycles*, qui se met en route dans les quinze jours suivants. Avant le terme, le sommeil sismique absorbe 65 % du temps de sommeil. Pendant les premiers mois de la grossesse, on observe souvent chez la future maman une somnolence diurne avec augmentation du sommeil nocturne. Certaines femmes, dans le temps, faisaient leur diagnostic de grossesse sur ce signe ! En revanche, dans les derniers mois, l'insomnie est fréquente, souvent due au « gros ventre », aux jambes qui gênent et à l'anxiété. Par la suite, tétées, réveils nocturnes, pleurs vont réveiller le couple. Le biberon permettra au père de participer mieux, mais la maman, souvent plus attentive ou anxieuse, et mise surtout plus tôt en difficultés de sommeil, gardera souvent un sommeil plus fragile.

Fœtus et nouveau-né

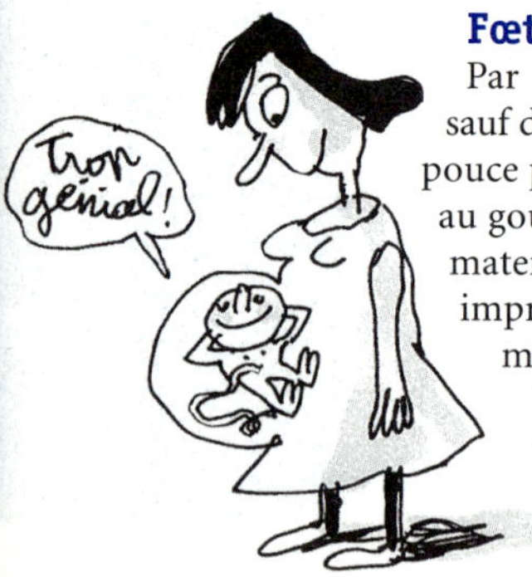

Par quel miracle, protégé du monde extérieur, sauf des bruits, a-t-il appris à marcher, à sucer son pouce pour téter, à déglutir le liquide amniotique, au goût semblable à ceux du colostrum et du lait maternel, à être attiré par l'odeur des aisselles imprégnées d'hormones pour ramper jusqu'au mamelon et reconnaître l'ébauche du visage humain ? Le nouveau-né a normalement un sommeil de quinze heures environ, dont le sommeil agité* occupe encore 50 %.

L'enfant et l'adolescent

De 1 à 6 mois, le sommeil nocturne s'allonge. La sieste est le vestige du sommeil de la première enfance. Vers 2 ans, l'enfant passera de deux siestes à une seule l'après-midi. Ce besoin disparaîtra entre 5 et 7 ans. De 4 à 12 ans, la durée de sommeil profond est la plus longue. En contrepartie, l'enfant est particulièrement actif en état d'éveil. L'adolescent a un sommeil instable et perturbé, avec des phases de sommeil lent plus courtes et/ou moins nombreuses. Il aura tendance à somnoler l'après-midi à cause de nuits trop courtes (sorties, télé, ordinateur, premières amours, modifications étonnantes de son schéma corporel). Chez de nombreux adolescents, on trouve une fatigue liée certainement au manque global de sommeil.

Enfant et société

Les départs matinaux à la crèche ou à l'école, le désir de profiter de ses enfants le soir, autant de raisons de diminuer la durée de sommeil de l'enfant. Pourtant, ce moment essentiel pour sa maturation et son équilibre ne doit pas être négligé.

L'adulte

La durée et la qualité du sommeil lent diminuent. Les phases de sommeil paradoxal* sont raccourcies et moins efficaces parce que moins « survoltées ». Des insomnies du milieu de la nuit peuvent apparaître ainsi qu'une tendance à l'endormissement dans la journée.

La personne âgée

Les troubles du sommeil sont constants. Ils accompagnent la vieillesse et accélèrent son évolution. Préserver la qualité de nos nuits conditionne la qualité de notre vie. L'endormissement est peu modifié, mais les réveils sont nombreux (troubles de la miction, digestifs, respiratoires, cardio-vasculaires) et diminuent le rendement du sommeil. La mauvaise qualité du SP a sans aucun doute une action néfaste pour la mémoire à court terme. La « longue sieste » ne fait qu'aggraver les troubles du sommeil chez la personne âgée. L'emploi de somnifères et de tranquillisants est déconseillé.

Le sommeil est notre compagnon tout au long de notre vie, dont il est en partie le gardien. Il convient de mieux le connaître afin de préserver sa qualité.

Rêves et neurosciences

En 1900, Freud bouleversa les réponses apportées jusque-là à l'énigme des rêves : le rêve ne relie pas le rêveur à l'invisible, mais seulement à lui-même.

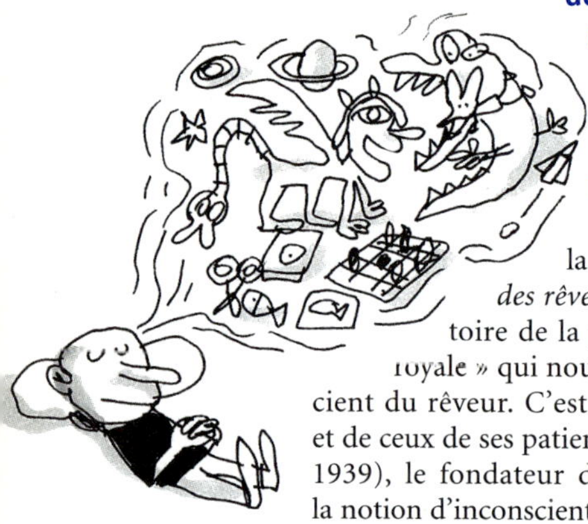

Freud

À partir de 1900, date de la publication de *L'Interprétation des rêves*, le rêve est ancré dans l'histoire de la psychanalyse : il est la « voie royale » qui nous révèle les désirs de l'inconscient du rêveur. C'est à partir de ses propres rêves et de ceux de ses patients que Sigmund Freud (1856-1939), le fondateur de la psychanalyse, a élaboré la notion d'inconscient, qui contient tout ce qui a été refoulé dans l'enfance sous la pression de la censure familiale et sociale. Ces contenus refoulés (le plus souvent sexuels) sont chargés d'énergie et tentent d'émerger, notamment dans les rêves. Le rêve permet de réaliser les désirs inconscients. Il devient alors le « gardien du sommeil » : en réalisant les désirs secrets du dormeur, il produit un apaisement régulateur des tensions, et celui-ci peut alors dormir tranquille et se réveiller apaisé. Même dans le sommeil, la censure exerce son pouvoir, d'où la nécessité pour les idées inconscientes de se déguiser et d'apparaître sous une forme plus acceptable pour la conscience (rêver d'un monsieur qui a le même chapeau que mon père = rêver de mon père). L'interprétation freudienne des rêves passe par un travail de décryptage, chaque élément du rêve éveillant des associations d'idées. Le contenu manifeste, apparent, dissimule le contenu latent, le véritable message. Le déchiffrer comme un rébus fait que peu à peu le puzzle se rassemble et qu'on peut le rattacher à son histoire.

Platon

Il parlait déjà des désirs violents qui existent dans l'âme et qui se manifestent dans le sommeil « *quand la partie de l'âme qui est raisonnable, douce et faite pour commander l'autre est endormie et que la partie bestiale et sauvage apparaît* ».

Carl Gustav Jung

Ancien élève de Freud, Jung constate trop de points communs dans les rêves des différentes cultures pour que le rêve soit réduit à l'histoire personnelle du rêveur : il est aussi relié à l'histoire de l'humanité. Pour cela, Jung élabore alors la notion d'inconscient collectif* et redonne au rêve sa dimension de lien avec l'invisible. Rêver d'un arbre et d'une pomme nous ramène au paradis terrestre qui est en chacun de nous. De même, mythes et légendes vivent en nous, reliant ainsi chaque humain à toute l'humanité. Avec Jung, le rêve ne se réduit pas au moi, mais ouvre à un enrichissement intérieur en lien avec les autres.

Les neurosciences

L'énigme des rêves passionne les neuroscientifiques et leurs hypothèses sont troublantes (les rêves prémonitoires). En 1959, Michel Jouvet* a mis en évidence le rôle de stimulateur interne des rêves. Toutes les nuits, ils reprogramment le cerveau, assurant le maintien des informations génétiques contenues dans les neurones (l'inné) et le maintien des comportements appris depuis la naissance (l'acquis).

Les rêves prémonitoires

Selon les lois de la physique classique, dans l'espace-temps, tout objet qui se déplace met un certain temps pour arriver, il ne peut donc être arrivé avant d'être parti. De même pour les rêves, ils ne peuvent percevoir un événement qui n'a pas encore eu lieu. La compréhension du temps, qui est un enjeu majeur du XXIe siècle, a amené des chercheurs à modifier leurs conceptions classiques à propos de l'espace-temps. Ils formulent l'hypothèse de la possibilité, pendant les rêves, de l'élargissement de la conscience avec effacement des limites et modification de toutes les dimensions connues. Plus de passé, plus de futur, seulement l'infini ; il peut y avoir alors perception d'un événement qui n'a pas encore eu lieu.

Rêves cosmiques

Pendant la nuit, la rupture du lien entre image, pensée et corps (indissociables le jour) permet alors au cerveau, affranchi d'une limite corporelle, de vivre des mondes mystérieux, anciens ou à venir.

Désirs inconscients

Prendre conscience de ses désirs inconscients permet de mieux se connaître et de mieux guider sa vie. Parfois, cela devient une nécessité quand ils régissent notre vie à notre insu et que nous sommes trop malmenés.

Les multiples fonctions du rêve sont apparues au cours des siècles et n'en finissent pas d'étonner : liens avec l'invisible, régulation des tensions, reprogrammation du système nerveux, etc.

L'insomnie

C'est un sommeil perçu par le patient comme difficile à obtenir, insuffisant ou non récupérateur.

Statistiques

20 à 40 % des personnes adultes interrogées dans différents pays se plaignent d'insomnie occasionnelle ou chronique et 10 à 20 % en souffrent de façon importante. En France, 48 % s'en plaignent et 10 % de la population prend des somnifères (pour 60 % des insomniaques). Elle est plus fréquente chez les femmes (2 pour 1 homme), principalement les retraitées, divorcées ou veuves, et chez les personnes de niveau socio-économique faible (étude Ohayon 1996). Elle croît avec l'âge.

Insomnie occasionnelle

L'insomnie occasionnelle (quelques nuits) ou courte (moins d'un mois) cessera généralement avec sa cause, souvent bien identifiée. Elle est déclenchée pour les raisons suivantes : changement d'habitudes de vie, environnement sonore, lumière, qualité du coucher, etc. Elle est souvent, aussi, la conséquence d'une mauvaise hygiène du sommeil : excès d'alcool, horaires irréguliers, rythme contraire à sa nature, prise d'excitants, comme le café. Enfin, les préoccupations du moment, le stress professionnel peuvent déclencher une insomnie qui, de transitoire, peut devenir chronique. C'est le risque de toute insomnie occasionnelle.

Mort subite

Les bébés à risque seraient de gros dormeurs qui se réveillent moins pendant leur sommeil « agité* » et qui ont un sommeil lent plus profond. Si l'attention des parents a déjà été attirée, ou dans le cas d'un précédent décès dans la fratrie, un monitoring est installé qui réveille les parents en cas d'arrêt respiratoire de vingt secondes et si le cœur bat à moins de 60.

Insomnie chronique

Si chacun peut se dire insomniaque, le diagnostic médical, quant à lui, repose sur quelques critères. L'insomnie chronique est définie à partir de 3 à 4 nuits par semaine sur une durée de plusieurs mois ou années. Elle associe une gêne nocturne et une gêne diurne. Elle se manifeste de façon variée : difficultés d'endormissement, réveils passagers, réveil précoce, sommeil

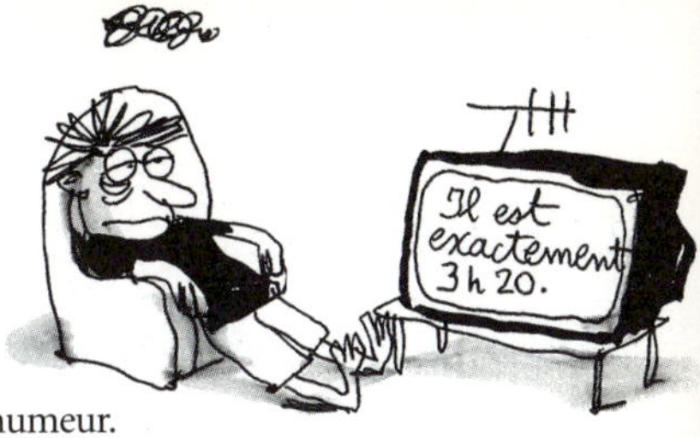

suffisant mais non récupérateur. Dans la journée, on trouve une fatigue physique et psychique, de la somnolence, des difficultés de concentration et des troubles de l'humeur.

Causes

L'insomnie chronique a des causes variées. L'insomnie « psychophysiologique » (15 % des cas) se caractérise par un état de tension et d'anxiété, lui-même entretenu à son tour par l'insomnie. Proche d'elle, l'insomnie par troubles de la perception du sommeil (sensation d'un mauvais sommeil sans que les examens l'objectivent) fait partie de ces insomnies dites primaires, c'est-à-dire sans cause apparente. D'autres insomnies ont des causes bien identifiées, comme celles liées à une maladie organique ou psychiatrique : 30 à 50 % des insomniaques ont un trouble mental anxieux ou dépressif. D'autres, encore, sont dues à une prise de médicaments, le plus souvent à visée psychique. Enfin, certaines sont inhérentes à la nature même du sommeil, comme les apnées* du sommeil (5 à 10 %) et les syndromes de jambes sans repos* ou les mouvements périodiques du sommeil.

Un cercle vicieux

Un mauvais sommeil qui s'installe crée une perception négative de la nuit, elle-même entraînant alors une anxiété pour la nuit à venir. Ce cycle s'autoentretient. Une preuve de ce conditionnement négatif est l'amélioration fréquente du sommeil hors domicile.

Conséquences

Elles sont multiples : difficultés relationnelles et professionnelles, mauvaise humeur, irritabilité dans la vie privée, avec, à la longue, un manque de concentration et de mémoire, la performance diminuée. La santé en pâtit, les insomniaques ayant plus de problèmes de santé que les dormeurs (88 % contre 33 %) et étant hospitalisés 2 à 3 fois plus. Les risques de dépression sont accrus, ainsi que le taux de conduites dites addictives : absorption d'alcool et de médicaments. Le coût social aussi est élevé : accidents dus à l'hypovigilance (2,5 fois plus d'accidents de la route, 1,5 fois plus d'accidents du travail), absentéisme et consommation de médicaments.

Souffrance ressentie ou maladie reconnue, l'insomnie est une pathologie courante aux conséquences importantes. Elle mérite attention et soins adaptés.

Insomnie et insomniaques

Les formes d'insomnie sont variées. Mais surtout le vécu, le ressenti sont différents selon l'image que chacun a du sommeil et de sa nécessité.

Attention aux normes

La recherche d'équilibre et de santé propre à notre époque doit avoir ses limites. Il faudrait faire du sport, bien manger et… bien dormir. Tout trouble est alors pathologiquement ressenti comme un danger. Même l'être aimé devient obstacle à une nuit tranquille !

Les trois formes d'insomnie

L'insomnie d'endormissement est la plus fréquente et la plus sujette à demande thérapeutique. La personne ne peut s'endormir. Au fur à mesure que le temps passe, la préoccupation du raccourcissement du temps de sommeil, donc de repos, ajoute à son malaise, ainsi que la crainte d'un lendemain difficile. Chronique, elle s'accompagne à terme de la hantise de se coucher. Son origine est plutôt psychologique.

L'insomnie du milieu de nuit (réveils soit fragmentés, soit longue durée) est plus difficile à gérer, notamment en couple, où les manœuvres habituelles de lever, de lecture, etc., sont gênées par la peur de réveiller l'autre. Le sommeil revenant juste avant la sonnerie du réveil entraîne une sensation pénible de nuit ratée et non récupérante. Le réveil en est souvent affecté dans sa qualité. L'origine, souvent médicale, est liée à la dynamique du sommeil.

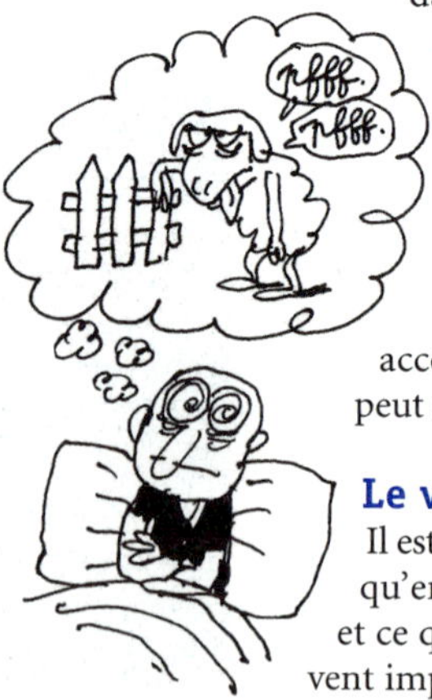

Le réveil précoce est le plus souvent dû à un état dépressif léger. C'est un signe clair de surmenage chez une personne qui dormait jusque-là bien et qui voit son sommeil s'amputer de plus en plus en fin de nuit. Souvent accompagné d'un coucher tardif, le sommeil peut être alors très écourté.

Le vécu de l'insomnie

Il est souvent difficile de faire admettre au patient qu'entre les mesures établies en laboratoire et ce qu'il ressent et rapporte le décalage est souvent important. Qui n'a pas entendu un(e) ami(e) se plaindre de pas avoir dormi de la nuit alors qu'il (elle) dormait manifestement à vos côtés. De nombreuses explications à ce décalage ont été données : perception du temps modifiée pendant la nuit, présence vive des moments d'éveil et amnésie du sommeil, fixation sur le sommeil... Bien souvent, une thérapeutique à base de relaxation apportera une amélioration réelle du « vécu » sans modifications nettes des tracés du sommeil.

Marcel Proust

Parmi les insomniaques célèbres, on compte l'écrivain français Marcel Proust (1871-1922), qui dit qu'« *un peu d'insomnie n'est pas inutile pour apprécier le sommeil, jeter quelque lumière dans cette nuit* ».

L'image du sommeil

Bien des personnes revendiquent la qualité de leur sommeil comme une qualité naturelle, un viatique contre les soucis de la vie. Certaines familles d'insomniaques acceptent à l'inverse une mauvaise qualité du sommeil parfois dangereuse. Chacun a ses images personnelles liées à sa nature et à son éducation. Ainsi, pour le même trouble peut-on trouver des personnes indifférentes à leur état (je dors mal mais ce n'est pas un problème), d'autres le vivant comme un drame quotidien et en quête permanente d'amélioration, de nouvelles thérapeutiques, et quelques insomniaques heureux de leur état.

Durée

Un français sur deux dort de six à huit heures, un sur trois plus de huit heures, un sur neuf moins de six heures. Selon certaines statistiques, dormir plus de huit heures serait plus un inconvénient qu'un avantage pour la santé et la longévité !

L'insomniaque heureux !

Certains vivent en effet leur insomnie comme un don des dieux. Le plus souvent, dans ce cas, l'endormissement est facile et le réveil survient au milieu de la nuit. Plaisir alors (dangereux ?) de vivre quand tout le monde dort, d'accéder à une pensée qui est différente de celle du jour. En profiter pour penser, rêver, réfléchir, écrire, peindre, etc. ; ne pas se dire : il faut que je dorme. Dans cette dernière catégorie, on peut citer de nombreux artistes (Michèle Manceaux, par exemple, qui a écrit un *Éloge de l'insomnie* !). Bien de ces insomniaques sont en fait de courts dormeurs, ce qui explique leur bonne vigilance* le jour.

Laissons à la médecine ses nécessaires bilans, diagnostics et ordonnances, dormir est une activité humaine mystérieuse et personnelle qui dépasse toute classification.

Les parasomnies

De nombreux troubles survenant pendant le sommeil ont été regroupés sous ce nom.

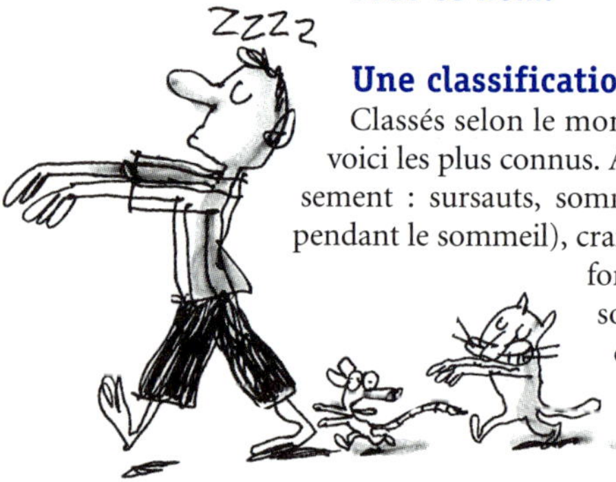

Une classification

Classés selon le moment de leur survenue, voici les plus connus. Au cours de l'endormissement : sursauts, somniloquie (fait de parler pendant le sommeil), crampes. En sommeil profond : terreurs nocturnes, somnambulisme, réveils confusionnels. En sommeil paradoxal* : cauchemars. Bien connus, l'énurésie (pipi au lit), le bruxisme (grincement des dents) et surtout le ronflement émaillent toutes les phases du sommeil.

Terreurs et cauchemars

Ces deux troubles différents touchent les enfants (en général les garçons entre 3 et 12 ans). Ils persistent plus rarement à l'âge adulte. Dans le phénomène de la terreur, une à trois heures après l'endormissement, l'enfant crie, pleure et on le trouve alors dans son lit en transpiration, le cœur battant, les yeux ouverts, le regard fixe comme lors d'une grande peur. Intervenir le moins possible est la règle : l'enfant va se rendormir et ne s'en souviendra pas. Le réveiller peut être dangereux. Les cauchemars surviennent en deuxième partie de nuit : l'enfant, qui cette fois se réveille, raconte son rêve, souvent très riche en sensations. Il aura du mal ensuite à se rendormir, gardant en lui la présence vivante des événements. Le rassurer, lui parler tranquillement est utile. Pour ce qui concerne les terreurs, on peut seulement éviter un environnement à risque, comme des objets coupants, bloquer les fenêtres,

Crampes et sursauts

Les crampes classiques du mollet surviennent pendant l'endormissement, mais aussi toute la nuit, gênant le sommeil. Chaleur, massages et certains médicaments détendants diminuent la gêne. Différents sont les sursauts, généralisés ou localisés à l'endormissement, présents chez plus de 50 % des personnes.

utiliser parfois des médicaments. Pour les cauchemars, il s'agit plutôt d'entretenir une atmosphère rassurante et de conversation familiale. Dans les deux cas, comme dans le somnambulisme, on évitera une grande activité physique ou trop de boissons avant le coucher.

Somnambulisme et somniloquie

Le somnambulisme touche plutôt les garçons entre 7 et 12 ans. Dans les heures qui suivent l'endormissement, l'enfant se lève, déambule dans sa chambre – le plus souvent –, mais aussi dans la maison et, parfois, dehors. Il a l'air absent, son visage est inexpressif et il accomplit des actes simples maladroitement, ou des actes bizarres. Le plus souvent, il se recouche ou s'endort n'importe où. On peut le reconduire au lit en douceur. Le réveiller provoque des réactions parfois violentes. Il ne se souvient de rien le matin. Cette affection a souvent une note héréditaire, et la fièvre favorise son apparition. Moins spectaculaire, la somniloquie est assez fréquente : le dormeur prononce des mots, des phrases, ou même une conversation. Touchant plutôt des sujets jeunes, elle peut survenir à n'importe quel moment. La raison en est inconnue, et ce trouble sans danger ne nécessite pas de traitement.

Énurésie

À partir de 2 ans, l'enfant ressent, le jour, l'envie de faire pipi et s'éduque. Pourtant, à 4 ans 30 %, à 6 ans 10 % et à 12 ans 5 % des enfants font encore pipi au lit. Notons que cette affection est familiale et a souvent existé chez les parents. Après avoir éliminé une raison locale, détectée grâce à d'autres troubles présents le jour, on utilisera diverses méthodes : déconditionnement (pipi stop : appareil réveillant l'enfant à l'émission d'urine), soutien psychologique si difficultés, médicaments tels que le Valium ou médicament agissant sur le sphincter (Ditropan), sans oublier les conseils usuels : ne pas boire le soir, uriner avant le coucher et arrêt des couches (pas facile !).

Contractions

Le bruxisme est la contraction des muscles des mâchoires entraînant un grincement des dents. Ce trouble gêne l'entourage et, à la longue, abîme les dents. De cause indéterminée, il est majoré par le stress, et son seul remède, outre la détente, est une prothèse en caoutchouc qui évite le contact entre les dents.

Le sommeil n'est pas un lac berçant le dormeur. De multiples incidents l'émaillent, gênant bien souvent plus la famille et le partenaire que le dormeur lui-même.

Ronflement et apnées du sommeil

Le ronflement, souvent bénin, peut se compliquer d'apnées, mettant en danger, à long terme, le dormeur.

Pourquoi ronfle-t-on ?

La gorge doit être suffisamment souple pour permettre d'avaler eau et aliments et pour produire avec la langue les sons, la voix. Cependant, pour bien laisser passer l'air, elle devrait être comme un tube rigide ne risquant pas de s'affaisser. À l'inspiration, l'air qui entre dans la gorge aspire vers le dedans les parois, qui ensuite s'éloignent. De ce va-et-vient naît le bruit du ronflement, signe de parois molles et d'une gorge qui se referme trop. Le diaphragme doit alors augmenter son effort pour permettre l'arrivée de l'air et sa forte aspiration augmente encore le bruit…

Du ronflement à l'apnée

Pour des raisons variées : excès de poids, cou massif, amygdales enflées, voies respiratoires étroites, mais aussi pour des causes inconnues, le ronflement s'aggrave et s'accompagne de pauses respiratoires, ou apnées*. Dans ce cas, la gorge se ferme complètement et l'air n'arrive plus. Le taux d'oxygène dans le sang baisse rapidement. La personne se réveille alors, reprend sa respiration, mais le cœur se met en même temps à battre très vite et la tension artérielle monte. Il s'agit d'éveils très brefs qu'on appelle microréveils. Le sujet n'en est pas conscient. William Dement considère que si cet épisode se répète plus de 10 fois par heure, il est impératif de se faire traiter, même sans trouble apparent le jour.

Le syndrome du conjoint

Le ronflement touche 20 % des hommes de 30 ans et 60 % des hommes de 60 ans (40 % des femmes de 60 ans). C'est une cause fréquente de difficultés dans le couple, et il est reconnu comme cause de divorce dans certains États des États-Unis.

Le SAS

Le SAS (syndrome des apnées du sommeil) met en danger la santé et la vie même du malade. Les signes sont

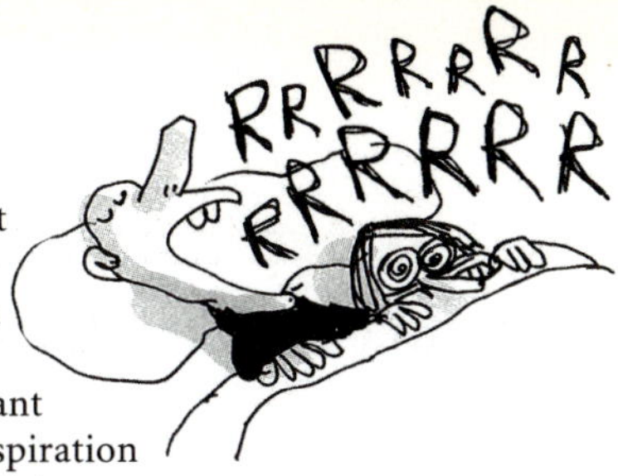

un ronflement très bruyant, qui doit attirer l'attention, surtout si la partenaire repère des arrêts de la respiration et une somnolence diurne. On peut repérer soi-même des signes pendant la nuit : mictions fréquentes, transpiration abondante et, au réveil, gorge desséchée, maux de tête suivis, dans la journée, de sautes d'humeur. Les signes les plus caractéristiques d'aggravation sont la somnolence et les coups de sommeil brutaux, la fatigue, les troubles de concentration et de mémoire. Malgré tout, ces signes peuvent être trompeurs. Seule la polysomnographie* permettra de repérer et de comptabiliser les apnées et de les différencier du simple ronflement. Attention : un tiers des malades dont l'index d'apnée-hypnopnée* est supérieur à 30 meurent dans les huit ans.

35 à 70 décibels

« Qu'il hulule, vagisse, vrombisse, pétarade, gémisse ou gronde, le ronfleur ne s'entend pas. Ne s'entend jamais. D'ailleurs, réveillé brusquement, il dira : "C'est pas vrai, c'est pas moi, j'dormais pas." »
(Oreste Saint-Drome, cité dans *Dormir*)

Les traitements

Le ronflement léger se voit proposer des règles simples : pas d'alcool après 18 heures, éviter les hypnotiques* et maigrir en cas d'obésité. De vieux moyens mécaniques comme la balle de golf ou de caoutchouc fixée dans le dos ou l'oreiller d'Ikématsu favorisent la position latérale ou ventrale. Des prothèses nasales en silicone ou dentaires sont utiles. Cependant, il faut souvent arriver à une intervention corrigeant la région en cause. La plus connue est l'UPP (uvulo-pharyngo-plastie), qui remodèle toute la région. Plus légère est l'intervention au laser, qui doit être répétée, ou encore un nouveau traitement qui consiste en aiguilles placées judicieusement et sur lesquelles on projette une dose contrôlée et précise d'ondes radio. Une réduction des tissus concernés est alors observée. On peut aussi agir de la même façon par une sonde émettrice. Bien souvent, la PPC est la seule solution. Le principe consiste à créer une pression extérieure qui maintient ouverte la filière d'accès au poumon : c'est la « pression positive continue ». Le patient doit porter la nuit un masque relié à l'appareil.

Le ronflement, sujet à plaisanteries et à maximes (« *Je ne ronfle pas, je dors tout haut* », Jules Renard), doit être surveillé et traité au bon moment.

Les troubles de la vigilance

L'état d'éveil est fluctuant dans la journée. De sa qualité dépendent le plaisir des jours et la sécurité de l'individu.

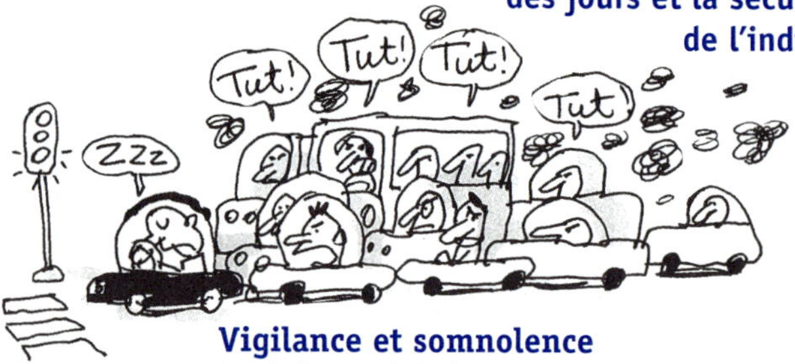

Vigilance et somnolence

La vigilance*, ici, n'a pas seulement le sens d'attention (sois vigilant), mais contient aussi la bonne perception de soi, de l'environnement et des conduites adaptées. Le Littré définit la somnolence comme un assoupissement peu profond mais pénible et insurmontable. Elle est considérée comme normale ou physiologique après un manque de sommeil ou à certaines heures. Dans la vie courante, on observe un rythme d'alternance. La vigilance diminue vers 22 heures, quand la température du corps baisse, favorisant le sommeil ; de même, il est difficile de rester éveillé dans les premières heures du matin. Dans la matinée, elle remonte avec la température, mais, à nouveau en début d'après-midi, elle retombe. L'envie de dormir après avoir mangé est donc naturelle et est augmentée par un repas copieux. Plus on avance dans la vie, plus la somnolence l'emporte sur la vigilance, et la personne âgée s'endort, elle, assez ou trop facilement. Rappelons enfin la classique somnolence de la femme enceinte au début de sa grossesse. Les troubles de la vigilance sont dus le plus souvent à un sommeil insuffisant ou de mauvaise qualité, mais aussi à l'absorption de médicaments (principalement à visée psychique) ou d'alcool. Quelques maladies peuvent aussi en être la cause ou la manifestation, comme l'état dépressif.

Impact social

Une statistique, aux États-Unis, montre que 31 % des accidents de la route par des poids lourds sont dus à la somnolence au volant. Ce serait la première cause de mortalité sur nos autoroutes. De grandes catastrophes comme le naufrage du pétrolier Exxon Valdez, les accidents nucléaires de Three Miles Island et Tchernobyl sont imputables à un trouble de la vigilance des acteurs. Plus généralement, nombre d'accidents du travail sont dus à la somnolence.

Mesure et étude

Pour mesurer la somnolence, on emploie divers moyens. Des questionnaires, des tests subjectifs, tels que le test d'Epworth (*voir* pp. 12-13), permettent d'étalonner sur la journée sa vigilance. Des tests objectifs mesurent le temps de latence à l'endormissement, comme le TILE ou le test d'éveil. Des tests de réaction mesurent la vitesse de réponse à une stimulation. Les mesures physiologiques vont de la mesure du diamètre de la pupille (plus dilatée en éveil) à la réponse de détection d'un stimuli sonore, en passant par le classique électroencéphalogramme. Il faudra souvent coupler les recherches afin d'éviter les erreurs et faire la différence entre les somnolences naturelles et pathologiques. Pour la vigilance, on ajoutera des épreuves intellectuelles variées. On note qu'en fonction de l'heure certaines aptitudes sont plus favorisées que d'autres.

L'humeur du lundi

Notre humeur est aussi liée à l'oscillateur circadien. La difficulté à reprendre le travail le lundi et la mauvaise humeur qui va avec seraient simplement liées au décalage de rythme du week-end (décalage de rythme et d'exposition à la lumière).

Les maladies de la vigilance

Au-delà des troubles, deux maladies handicapent gravement certains individus. La narcolepsie est une affection d'origine inconnue qui associe somnolence et cataplexie. La somnolence se manifeste par des accès de sommeil irrésistibles, suivis en général d'une période de bonne vigilance. La cataplexie consiste en une chute du tonus musculaire brusque et courte (chute de quelques secondes ou de quelques minutes), le plus souvent partielle et arrivant à l'occasion d'une émotion (compliment, fou rire, beau geste, etc.). La gravité de la narcolepsie dépend bien sûr de la fréquence de ses manifestations. Des traitements actifs existent. L'hypersomnie idiopathique, elle, associe un sommeil de longue durée et un réveil très long et difficile, avec un besoin de siestes longues. Les examens permettent de la différencier d'un état névrotique ou d'une autre cause. Le modafinil a changé le destin de ces malades, leur permettant de vivre une vie quasi normale.

Au-delà de moments d'endormissement naturels, liés à un sommeil insuffisant ou à une surcharge d'activités, de réelles pathologies de l'éveil existent et doivent être diagnostiquées.

Décalage horaire et travail posté

Déplacements, travail de nuit, travail posté ou simple rupture du week-end génèrent des troubles et nécessitent des adaptations.

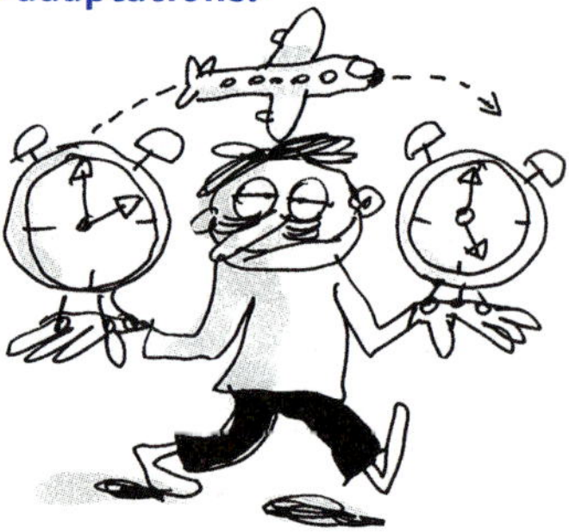

Avion et *jet lag*

Le syndrome du décalage horaire, ou *jet lag*, ne survient qu'à partir d'au moins cinq heures de décalage. Mieux supporté lors des voyages d'est en ouest, il est plus marqué chez les personnes de plus de 50 ans. Les lève-tôt supportent moins bien un voyage vers l'ouest ; et les lève-tard, inversement, vers l'est. Ce syndrome se manifeste par des troubles du sommeil et de la vigilance*, mais aussi par des troubles digestifs, de concentration, avec une sensation générale de malaise. Il est dû à une désynchronisation interne (horloge biologique) et externe (repas, horaires) et à la diminution du sommeil. Les activités professionnelles, souvent causes de ces déplacements fréquents, ajoutent leur pression propre.

Des mesures efficaces permettent de gagner du temps. Pendant le trajet, il est recommandé de dormir dans l'avion ; les spécialistes déconseillent les hypnotiques* à ce moment, car ils diminuent la vigilance en cas de danger et favorisent le ronflement aux dépens des voisins ! Sur le plan diététique : il faut absolument éviter l'alcool pendant le trajet et, les trois premiers jours, prendre des repas riches en protéines à midi et en glucides le soir, et on peut absorber du café à petites doses régulières. Médication : si les décalages sont trop répétés ou mal supportés, prendre

Synchronisation

Pour se synchroniser (en cas de voyage de plus de trois jours), mettez votre montre à l'heure d'arrivée et suivez les habitudes locales. Utilisez la lumière : vers l'ouest, s'exposer à la lumière le soir, l'éviter le matin (lunettes de soleil) ; vers l'est, faire le contraire. Évitez les siestes (ou seulement flash de moins de vingt minutes) pour dormir au maximum la nuit. Pour un voyage court, moins de trois jours, il est utile de choisir pour ses rendez-vous importants les heures de jour de votre lieu de départ.

un hypnotique de nouvelle génération (Stilnox, Ivadal, Imovane) à petites doses, juste au coucher, pendant trois jours. La mélatonine* sera vraisemblablement la thérapeutique de choix pour les décalages importants.

L'électricité

Edison trouvait que l'humanité dormait trop. Son invention (la lampe à incandescence) allait bouleverser le monde en général, mais surtout le monde du travail puisqu'elle allait permettre les activités de nuit. Merci Edison ?

Vie quotidienne

Heure d'été, heure d'hiver : ce modeste décalage ne devrait pas gêner la vie courante. Ce n'est pas le cas pour tous. Un autre désagrément fréquent est dû au sommeil prolongé le week-end après un coucher tardif. Le syndrome « morosité-maux de tête-viscosité intellectuelle-écœurement » est connu de tous. Il est dû au décalage de nos synchroniseurs. Le remède : se lever plus tôt !

Travail posté

Le travail de nuit permanent, qui permet à l'organisme de s'organiser, est mieux supporté – surtout s'il est volontaire – que le travail de nuit irrégulier. De même, une ou deux nuits actives suivies de quatre à cinq nuits normales posent peu de problèmes. Les changements permanents, eux, sont réellement sources de troubles comparables à ceux du *jet lag*, avec, en plus, troubles de l'humeur et fatigue chronique, ainsi que des risques inhérents à la somnolence (accidents du travail, de la route). Une moins bonne ambiance de travail, les années accumulées à ce régime, l'âge sont des facteurs aggravants. Il est préférable de suivre une rotation type : matin, soir, nuit. De même, il est souhaitable que les jours de repos suivent la période de nuit pour une meilleure adaptation. Des mesures aussi sont à prendre : dormir suffisamment le jour malgré les sollicitations diverses, sans bruit, dans une pièce fraîche, et faire de petites siestes anticipatrices. On conseille de travailler dans une lumière vive, puis de la diminuer avant le coucher et de se réchauffer : prendre un repas chaud la nuit et, au réveil, une douche bien chaude.

Comprendre les mécanismes du sommeil, prendre les bonnes mesures d'accompagnement, vivre positivement ces décalages éviteront bien des troubles et des nuisances.

Sommeil et stress

La pression du monde professionnel et privé crée un état permanent de tension opposé au relâchement, à l'abandon nécessaires au sommeil.

Attente = détente

Cette équation est bien utile au quotidien. Plutôt que d'attendre le moment idéal pour se détendre, profitons des clins d'œil que nous font tous ces petits moments d'attente.

Le stress

Le stress est un état naturel de la vie, c'est l'écho du monde sur nous. Il devient nocif lorsque la pression tant physique que psychologique ou mentale (pression intellectuelle, morale) devient trop forte. Chacun de nous a une résistance qui dépend de notre code génétique, de notre éducation (premières négociations des frustrations, sécurité affective, capacité de raisonnement, etc.) et de notre parcours (vie clémente ou difficile). Lorsque le stress est trop fort, une partie du corps, la plus faible, en souffre. Certains auront des symptômes plutôt physiques, parmi lesquels on compte les troubles du sommeil, d'autres des troubles psychologiques ou comportementaux.

Gérer le stress le jour

C'est dans la journée qu'il faut commencer à agir. Dans un premier temps, essayer d'identifier ses causes et de les supprimer, ou de les réduire. On a souvent tendance à croire qu'« il n'y a rien à faire » : c'est à voir de plus près. Repérer aussi ce qui dans notre personnalité nous rend vulnérable à ces causes. On retrouve souvent une image trop forte de soi et de ses devoirs, avec en corollaire un perfectionnisme et une culpabilité exagérés. Un univers personnel un peu limité laisse aussi trop de place au problème du jour. Quelques lectures et réflexions appropriées sont dans ce dernier cas bien utiles. En dernier lieu, apprendre et penser à nous détendre régulièrement.

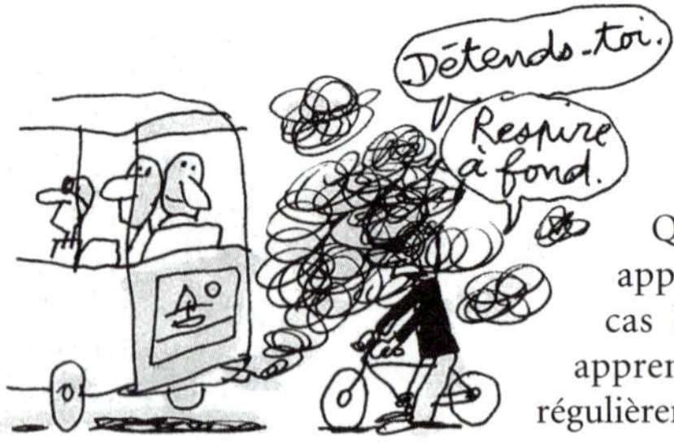

Des réflexes détente

Penser à respirer, à se détendre, à faire des pauses, autant de réflexes à installer au quotidien. Pour respirer, il s'agit simplement de respirer plus amplement et en favorisant le moment où l'on souffle (par exemple, compter jusqu'à trois en inspirant et jusqu'à six ou sept en soufflant). Les puristes nous conseillent aussi, et à raison, de respirer un peu plus avec notre ventre. Pour la détente, penser à relâcher régulièrement mâchoires, épaules, poignets (tiercé gagnant) dès que l'occasion se présente. À un rythme de travail élevé doit répondre un bon usage des pauses. S'isoler, fermer les yeux quelques instants, regarder par la fenêtre en respirant tranquillement... peuvent avantageusement remplacer le café au distributeur, distrayant, certes, mais pas toujours détendant. L'apprentissage de méthodes de relaxation peut s'avérer nécessaire.

Aider le sommeil

Plus que jamais, le sommeil doit s'installer dans un rituel agréable. La chambre et le lit doivent représenter une rupture avec le monde du travail, s'il est la cause principale de stress. Si un sujet est préoccupant, ou une idée, les noter pour s'en débarrasser. La détente avant le coucher est essentielle, en évitant toutefois une exposition prolongée devant la télévision, qui fatigue le système nerveux. Éteignons-la au moins une demi-heure avant d'aller au lit. Massages, soins de détente, douche tiède sont utiles. La lecture prend aussi, ici, toute son importance. En éteignant, installons-nous, prenons une image agréable : paysage, souvenir de vacances, projet. Vivons-la, puis prenons notre position de sommeil. Enfin, respirons en profitant au maximum de l'expiration. En soufflant, laissons notre corps comme se déposer sur le lit, s'allonger. Imaginons un réveil agréable et un point positif dans la journée à venir. Faisons confiance enfin à la nuit qui nous repose, nous ressource et nous renouvelle.

Stress chronique

La sécrétion accrue de cortisol freine les systèmes somatiques et nerveux. « *Chez l'homme, cela entraîne une insomnie matinale, puis des pertes de mémoire, une grande fatigue, une verbalisation moins fluide. L'organisme est comparable à une voiture qui doit rouler avec le frein à main serré* », nous apprend Raymond Cespuglio, interviewé dans *La Recherche*.

Se détendre, respirer, savoir être inactif et profiter du moment sont, avec l'acquisition d'une philosophie toute personnelle, les antidotes naturels du stress mal vécu.

Les médicaments

De tout temps, on a cherché à mieux dormir. Appelés souvent somnifères, divers produits pharmaceutiques ou d'autre nature répondent à cette attente.

Comment choisir

En cas de troubles réguliers et légers, utilisez les approches dites « douces » (par exemple la phytothérapie associée à la relaxation). Mais en cas d'événement déclenchant une insomnie lourde, n'hésitez pas à prendre sur un temps court un somnifère « médicament » pour éviter le passage à l'insomnie chronique.

Du passé au présent

Dans l'Antiquité, on trouve trace de potions pour aider à dormir, et le vin est souvent cité. La tradition des plantes (et tisanes) suit ce chemin. Au début du XXe siècle, les barbituriques ont eu leur heure de gloire ; ils sont actuellement (dans cette indication) abandonnés. D'autres médicaments, couramment utilisés jusque dans les années 1960, ont été en général délaissés (l'hydrate de chloral, les carbamates…) en raison de leur relative et transitoire efficacité ou de leurs inconvénients secondaires. Le somnifère idéal devrait induire un sommeil rapide, le maintenir durablement, ne pas agir sur la physiologie, permettre un bon réveil, ne pas perdre son effet avec le temps, ne pas créer de besoin ou de rebond* en cas d'arrêt et, enfin, ne pas représenter de danger en cas d'absorption massive !

Les médicaments

Les benzodiazépines (BZDs), qui n'en a pas entendu parler ? Connues comme médicaments tranquillisants, certaines d'entre elles, grâce à leur constitution chimique travaillée en laboratoire, ont un bon effet sur le sommeil. Selon leur spécificité, les BZDs sont séparées en produits à action brève, intermédiaire ou longue. Aussi seront-elles utilisées au choix, selon l'effet recherché. Le risque de somnolence diurne est réel. On conseille de les prendre par périodes de trois semaines pour éviter l'accoutumance, les effets de rebond et le syndrome de sevrage (troubles

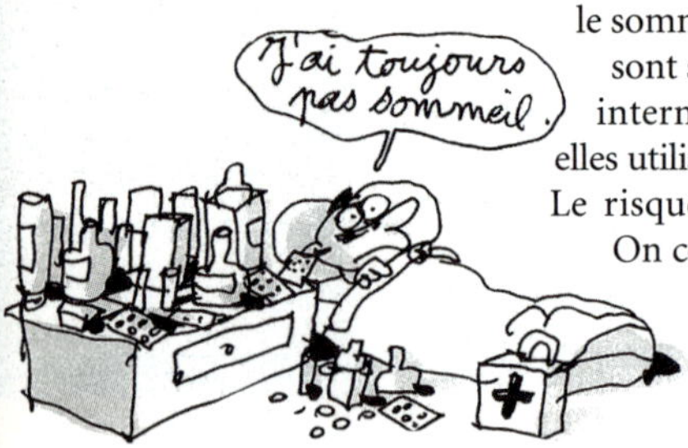

variés) à l'arrêt du traitement. La Zoplicone* et la Zolpidem* sont deux nouvelles molécules dont l'action est proche de celle des BZDs. Elles se mettent sur les mêmes récepteurs et s'approchent de la définition du « bon » somnifère. Leur succès vient de leur efficacité, et elles occasionneraient moins de troubles à leur arrêt. Proposées en premier lieu, elles se substituent peu à peu aux benzodiazépines, qui restent dans leur rôle de tranquillisants. Si, par leur nature, les antidépresseurs peuvent paradoxalement entraîner l'insomnie, leur effet est remarquable dans les cas d'insomnie liée à un état dépressif. Ils sont particulièrement actifs sur les réveils précoces, que les hypnotiques* ont du mal à traiter, sauf à risquer une somnolence matinale. Pour certains médecins, tout insomniaque, s'il est anxieux, est aussi dépressif, et ces médicaments seraient la meilleure thérapeutique si la personne est suffisamment patiente pour en attendre l'effet.

Les BZDs

Il leur a été reproché leur action défavorable sur la mémoire, et de perdre leur efficacité au fil du temps, ce qui fait augmenter les doses ou, pis, associer plusieurs somnifères en même temps.

Médications

La phytothérapie* utilise les propriétés des principes actifs des plantes (22 000 espèces médicinales reconnues à ce jour). Parmi celles qui ont une action sur le sommeil, on trouve en premier la valériane (dont l'action a été testée scientifiquement), mais aussi la passiflore, l'aubépine, le classique tilleul, qui sont les plus utilisés. On s'intéresse aussi à l'*Escholtzia californica* dont les vertus sont proches de celles du pavot. L'aromathérapie* utilise les huiles essentielles des plantes et s'utilise tant sous forme orale qu'en massages ou vaporisations. L'oligothérapie* utilise les sels minéraux sous forme buccale ou sublinguale. Qui ne connaît les vertus des sirops à base d'antihistaminiques, souvent présents dans les produits pour la toux ? Certains acides aminés comme l'arginine ou, mieux, le tryptophane ont aussi une action sédative. Toutes les approches ne peuvent être citées ici : du verre de lait chaud (efficace) à la toute nouvelle molécule, les réponses sont nombreuses et variées.

La médication doit être fondée sur un diagnostic ; la thérapeutique, légère ou lourde, adaptée. Une pédagogie du sommeil, seule source de liberté, accompagnera tout traitement.

Les recadreurs de rythme

L'éveil ne peut s'isoler durablement du sommeil ; un bon sommeil, c'est une bonne alternance maîtrisée.

La maladie d'Alzheimer

Dans cette maladie, les troubles du sommeil sont la norme, et ils posent de grands problèmes à l'environnement, que l'on soit médicalisé ou non. La photothérapie ouvre une voie prometteuse pour recadrer le sommeil de ces malades.

L'état de veille

Il est souvent divisé en ses deux caractéristiques : la vigilance* (capacité d'attention) et la performance (capacité de réalisation). La vigilance est fluctuante, elle est à son maximum les six heures qui suivent l'éveil et vers 17 heures, moment où la température du corps est la plus élevée. On retrouve le vécu général du coup de barre en début d'après-midi (aggravé par l'alcool et les repas copieux). Son rythme montre des oscillations plus fines, un minimum et un maximum se succèdent toutes les quatre-vingt-dix minutes. La performance suivrait plutôt la courbe thermique.

Les stimulants

De tout temps, l'homme, par plaisir ou par nécessité, a tenté d'être plus éveillé en intensité et en durée. Divers produits ont été utilisés. Le plus connu des produits naturels est le café, qui agit par la caféine, qu'on retrouve aussi dans le thé, la noix de cola et le maté. Les plus artificiels sont les amphétamines, substances efficaces mais éminemment dangereuses par leurs effets secondaires. Le plus récent est le modafinil. Cette molécule nouvelle, sans effets secondaires, est remarquable d'efficacité et de tolérance. Sa prescription est réservée aux hôpitaux et centres de sommeil, qui la prescrivent dans certaines maladies (maladie de Gélineau, ou narcolepsie, et hypersomnie idiopathique) ou pour faire face à des situations extrêmes (guerre, par exemple).

Mélatonine : produit miracle ?

Outre ses vertus sur les cycles du sommeil, la mélatonine serait l'hormone antivieillissement par excellence. Elle renforcerait aussi les défenses immunitaires et combattrait les effets du stress.

La mélatonine

C'est une neurohormone sécrétée naturellement par l'organisme, principalement pendant la nuit.

Cette sécrétion est inhibée par la lumière. Elle s'avère être un excellent régulateur, synchroniseur du sommeil. D'où son usage préférentiel dans les décalages horaires. Son utilisation dépasse le cadre du sommeil. On la trouve à l'étranger dans des préparations non garanties, mais elle est (en 2001) en cours de fabrication par synthèse, assurant ainsi sécurité et efficacité.

La photothérapie

L'alternance jour/nuit représente un synchroniseur prédominant des rythmes du sommeil. La photothérapie utilise cette capacité de la lumière. Il s'agit de faire parvenir une lumière de forte intensité (plus de 2 000 lux) à la région du système nerveux (le noyau suprachiasmatique) en charge de recevoir et de dispenser cette information. Cette arrivée de lumière entraîne trois effets : la suppression de la sécrétion de mélatonine*, un effet de synchronisation bien supérieur au rythme social, un effet antidépresseur. L'action de la photothérapie est remarquable en ceci que son effet dépend du moment de son application. Ainsi agit-elle plus comme un recadreur du sommeil que comme un éveillant simple. La technique est simple, elle utilise un écran lumineux devant lequel on se place les yeux ouverts. Ses indications : récupération de décalages horaires et recadrage du sommeil, sommeil de la personne âgée, dépression saisonnière. L'humeur de nombreuses personnes est sensible à la lumière environnante (notamment personnes du sud transplantées au nord). La dépression saisonnière est la manifestation extrême de cette sensibilité. Aussi appelée dépression d'hiver ou d'automne, elle touche essentiellement les femmes et se manifeste par une hypersomnie avec somnolence diurne, une mauvaise humeur aggravée le soir, une boulimie surtout sucrée. Elle guérit au printemps, spontanément. La photothérapie, pratiquée alors le matin, est la thérapeutique de choix de cette affection.

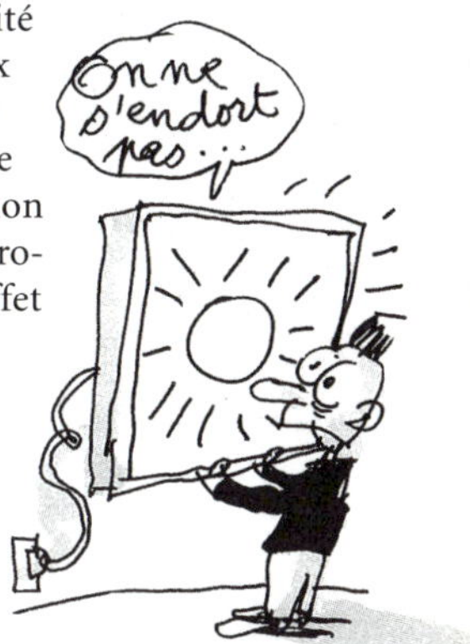

L'homme cherchera toujours à maîtriser le temps, c'est là que s'inscrit la maîtrise du sommeil. À lui de mettre quelque sagesse dans sa folie.

Sophrologie et relaxation

Tomber dans le sommeil est le lâcher-prise par excellence. Ce peut être difficile lorsque, dans la journée, vigilance, efficacité, rapidité et dynamisme sont rois.

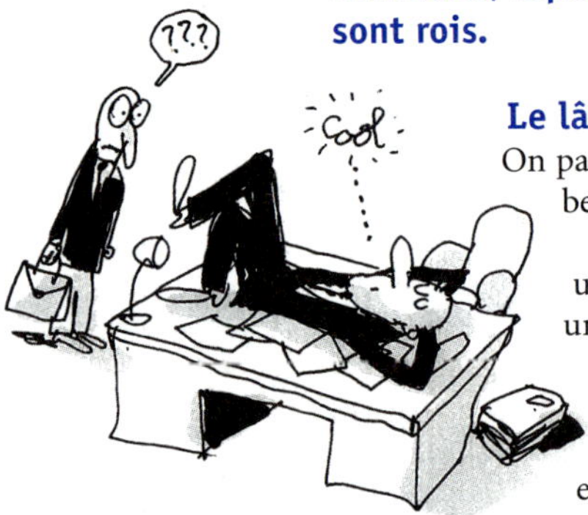

Le lâcher-prise

On parle de s'abandonner, de tomber, de glisser dans le sommeil. Chaque fois, c'est quitter un tonus de vie quotidienne, un faire-face. Pour beaucoup, les difficultés d'endormissement viennent d'un décalage trop important entre le tonus de la journée, avec son excitation naturelle, et l'immobilité demandée à l'arrêt des stimulations externes et internes (sensations et pensées). On constate, par exemple, qu'il est difficile de s'endormir quand on est fatigué : les sensations musculaires encore vives envoient, par la substance réticulée*, des messages au cerveau, qui, stimulé, ne déclenche pas le sommeil. Une journée d'activité soutenue a le même effet, qui dure à notre insu. Aussi faut-il bien souvent, pour dormir, se détendre au préalable : douche, lecture, conversation tranquille, musique douce. La relaxation va dans ce sens, en proposant un moyen toujours disponible : notre propre corps.

D'abord se détendre

L'endormissement physiologique s'accompagne d'une diminution du tonus de la musculature striée. On a donc supposé qu'une tension musculaire excessive pourrait interférer avec l'installation du sommeil (Dr Michel Billiard).

La relaxation

La relaxation est l'apprentissage de la détente consciente. Il s'agit d'une méthode qui propose par la pensée de relâcher les territoires musculaires en s'adressant à eux. « *Je suis calme* » est, par exemple, la formule de départ du training autogène de Schultz, célèbre méthode qui propose, en 5 étapes, d'arriver à la détente globale. La respiration y est souvent associée, en raison de son pouvoir détendant. Se détendre, c'est apprendre à se déconnecter du quotidien, à se laisser aller au plaisir de se sentir vivant sans activité apparente. En relaxation, généralement, on ferme les yeux pour mieux se concentrer sur ses sensations. Ainsi, la peur de basculer dans un monde noir et sans bruit s'apprivoise simplement.

La sophrologie

Un laisser-venir des sensations sans interprétations amène, au quotidien, à une philosophie d'ouverture, à l'abandon des a priori, si tenaces à propos du sommeil. Il s'agit, ici, de retrouver une capacité à jouer avec son corps, et notamment dans ses bascules de vigilance*, de reprendre confiance en lui et en ses possibilités et, à terme, de réinstaller un imaginaire du sommeil. La pédagogie qui accompagne toujours la sophrologie (on explique le pourquoi de l'exercice, le fonctionnement de la détente, de la respiration, etc.) évite la lutte épuisante entre le vouloir et le pouvoir.

Un protocole sophrologique

Chaque exercice, en sophrologie, s'appelle une sophronisation. Cinq séances sont proposées : relaxation progressive et générale du corps ; travail sur la respiration, plus lente, plus basse et favorisant le temps expiratoire ; image mentale d'un paysage de nature, agréable, source d'harmonie permettant d'installer le calme intérieur et d'occuper l'esprit ; image de soi en train de s'endormir et de se réveiller en bonne forme ; exercice personnalisé mis au point avec le client. Ces cinq séances suffisent souvent à recadrer son sommeil, à mieux le mettre en place et à mieux supporter ses difficultés. Par le travail personnel effectué pendant cet entraînement, il y a aussi un bénéfice au quotidien. La sophrologie ne peut pas résoudre en cinq séances la complexité des insomnies, mais elle a une place de choix dans le vécu du patient.

La sophrologie

C'est une philosophie, une méthode inventée par un psychiatre espagnol, Alfonso Caycédo, dans les années 1960. Elle aide à intégrer notre dimension corporelle et enrichit la conscience de soi. Ses applications sont médicales, pédagogiques et sportives, mais surtout elles dessinent un art de vivre au quotidien.

Apprendre à varier sa vigilance, accepter la présence du corps, sentir la vie dans le calme et le repos, voilà le projet de toute relaxation.

Médecines et thérapies

Médecines, thérapies, méthodes, philosophies, manuels, etc., autant de voies diverses pour un mieux dormir.

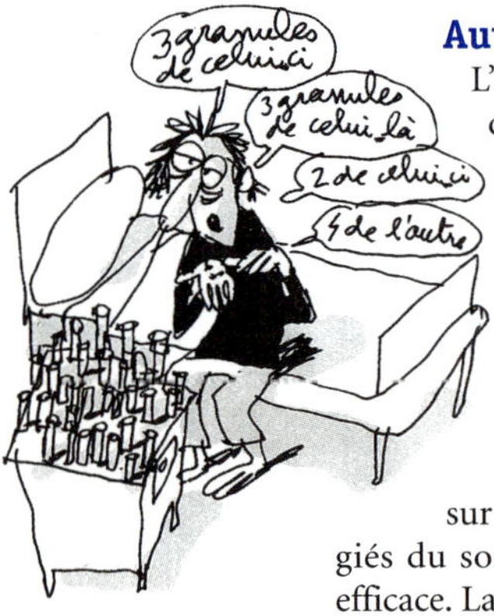
3 granules de celui-ci
3 granules de celui-là
2 de celui-ci
4 de l'autre

Autres médecines

L'homéopathie apporte, avec la richesse du dialogue médical, une médication non agressive et adaptée à chaque patient. Certaines formules toutes prêtes existent et peuvent se prendre sur avis du pharmacien. L'homéopathie est plus efficace dans un contexte d'insomnies réactionnelles à un événement ou en sevrage des benzodiazépines (*voir* pp. 38-39). L'acupuncture, qui agit bien sur le capital énergétique, a ses points privilégiés du sommeil (et de la joie de vivre) et est fort efficace. La digipuncture, apprentissage personnel, est aussi intéressante. Elle consiste à stimuler soi-même, en frottant, un point du corps. Les régions sollicitées sont généralement le derrière de l'oreille, le dessus du pied, la cheville, le poignet. Chaque point doit être bien repéré et a son action particulière sur telle ou telle sorte d'insomnie. L'ostéopathie apporte un bien-être, surtout si les tensions musculaires sont en cause.

Automédication

Lorsqu'elle est médicamenteuse, elle est bien souvent dangereuse, mal adaptée, trop légère ou trop forte. Par contre, la démarche personnelle de prise en main de son problème, en choisissant son approche, en comprenant ses buts, ses capacités et ses limites, est salutaire et efficace.

Approches comportementalistes

Elles sont fondées sur l'idée que, si l'on ne peut peut-être pas changer sa nature, on peut, en revanche, changer son comportement. Elles sont souvent associées à la relaxation : il s'agit d'abord de repérer ses habitudes, son sentiment, son image du sommeil. Puis un nouveau scénario du coucher, du lever, est mis en place. Souvent, le lit devra être rendu à son rôle de lieu du sommeil, et on déconseillera son emploi trop prolongé ou pour d'autres activités. Il arrive qu'on prive l'insomniaque de sommeil (!)

afin de dérouter ses schémas habituels de fonctionnement. À terme, il s'agit de réapprendre à dormir, de réinventer ses nuits.

Psychothérapies

Elles sont intéressantes lorsque la part anxieuse, souvent présente, est forte. Angoisse de l'attente du sommeil ou angoisse de s'y perdre, événements anciens associés, problèmes trop lourds, structure en difficulté : l'insomnie apparaît dans ce cas dans un ensemble qui vaut la peine d'être élucidé. Psychothérapie et psychanalyse ont alors une grande utilité. Si l'efficacité sur le sommeil est modeste à court terme, le bénéfice touche l'ensemble de la vie.

Pédagogie thérapeutique

Bien souvent, c'est la disposition personnelle de la personne, sa croyance en la thérapeutique proposée qui vont créer l'efficacité. Celui qui a « tout essayé » trouvera sa récompense dans une pratique ou une médication peut-être anodines. Fruit d'un long travail ou déclic, tout peut marcher. Mais, bien souvent déjà, la simple compréhension des cycles* du sommeil dédramatise des difficultés inhérentes au déroulement même du sommeil. La notion de train du sommeil qu'il faut savoir ne pas manquer ou attendre calmement est pleine d'enseignements. Le lien plus clair avec l'activité de la journée, l'attention portée à la matérialité même du sommeil (espace et temps) dédramatisent son propre cas, ouvrent des pistes d'action et relancent la confiance en soi. Ouvrages, articles de revues féminines ont souvent apporté autant qu'une consultation médicale. Ajoutons même la lecture des philosophes, qui sort l'individu d'une vision productiviste de son temps et de sa vie et apporte une sérénité, une dimension nouvelle aux cycles de la vie. Plus récemment, des réflexions, des méditations sur la paresse, la sieste, les petits moments dits inutiles ont apporté leur concours à une nécessaire dédramatisation du problème.

La poésiethérapie

Jean-Joseph Julaud nous conseille, pour l'insomnie, la lecture d'un poème de Tristan Corbière : *Rondel*. Il ajoute ce conseil : « *Donnez à chaque strophe le bercement tranquille d'un bateau qui dérive sur l'eau calme, s'en va et disparaît.* »

Tout marche
et rien ne marche.
Choisissez
la médecine
qui vous convient,
comprenez
son action,
ajoutez-y
votre touche et…
gardez
votre humour.

Les rituels utiles

**Rituels de coucher et de réveil apprivoisent le sommeil.
Liés à notre culture, à notre enfance, ils permettent le passage.**

La mémoire des nuits

La nuit n'est pas sans danger pour l'homme, qui, contrairement à de nombreux animaux, ne voit pas dans le noir. Les animaux eux-mêmes choisissent soigneusement leur lieu et leur position pour dormir. Nos rituels gardent la trace de ce besoin de sécurité et, plus tard, de confort.

Au coucher

Berceuses et bercements, histoires répétées si souvent, tour de la chambre et au revoir aux poupées, nounours et tous objets aimés : toute l'enfance est nourrie de rituels de sécurité, d'apaisement. Certains persisteront, d'autres s'ajouteront un peu plus tard, comme le regard jeté sous le lit et derrière les rideaux. Les rituels de nos parents s'effacent : le crépuscule s'est éteint sous les néons, la couette évite d'avoir à préparer le lit, la bouillotte est inutile avec le chauffage, les draps ne sont plus choisis selon le goût du jour ou la saison, sans parler de la prière du soir, propice à la sérénité… À l'inverse, la télévision a retardé le coucher et brouillé les neurones, le calme est trop brutal, la lumière s'éteint d'un coup. Il faut alors, au lit, faire la césure qui aurait dû se faire avant. Il est nécessaire de repérer ou de réinventer ses propres rituels de mise en sommeil, de débanaliser le coucher. Une chambre en désordre peut désordonner le sommeil. Rituels de détente : musique, toilette, massage, douche tiède, conversation, lecture, etc. Rituels de sécurité : prendre sa bonne place, la première position, puis souvent la seconde, qui vous signale qu'on va enfin s'endormir. À défaut de lecture, on peut alors se raconter des histoires (mieux que compter les moutons) et rêver avant l'heure des rêves. En couple, souvent, un mot, un geste, un « *dors bien* » marquent le temps commun du sommeil qui démarre.

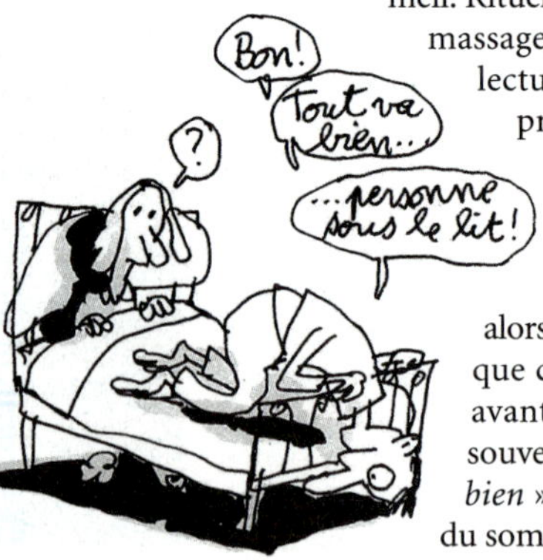

Plaisir ou combat

Pour l'insomniaque, le plaisir est absent des rites du coucher, rites de combat pour « gagner » le sommeil, avec la pilule comme dernière arme. Pour certains, le lit a la vertu immédiate du refuge, du lieu à soi, amical. Attention toutefois, ce lieu de vie (on y mange, fait ses comptes...) peut perdre sa symbolique de lieu de sommeil et gêner alors l'endormissement. La toilette, les soins du corps, l'éclairage adéquat, c'est toute une mise en scène du plaisir attendu. La cigarette, la tisane ne sont plus des moyens, mais les derniers plaisirs du jour avant ceux de la nuit. Le plaisir amoureux est réputé bon somnifère, à chacun de voir si c'est vrai ! Pendant la nuit, pour se rendormir, on retrouve souvent le verre d'eau à la cuisine, le passage aux toilettes, la recherche d'images agréables ; il faut bouger, retrouver ses sensations. Et, si le réveil persiste, pourquoi ne pas en profiter pour noter une idée, travailler un peu, reprendre une lecture le temps d'un cycle* du sommeil.

Rite esquimau

Selon ce que rapporte Paul-Émile Victor, le sommeil est provoqué lorsque l'âme du sommeil quitte le corps, et, si l'on veut qu'elle le réintègre, il ne faut pas se lever brusquement.

Rituels d'éveil

Entre le réveil et l'éveil, la différence peut être grande ! Certains sautent du lit, et les voilà partis. D'autres se réveillent avec une bonne douche et le café, que certains prennent au café du coin, pour rejoindre le dehors, la vie éveillée qui les emporte alors dans l'humaine condition, amicale et laborieuse. Mais, pour d'autres, il faut toute une suite d'événements programmés pour se retrouver les deux yeux bien ouverts. Ce n'est qu'après le deuxième réveil, programmé après le premier, qu'ils se lèvent, et, souvent, c'est seulement au deuxième café, pris en arrivant au travail, qu'ils « émergent ». Un bon réveil se programme le soir ; les femmes le savaient bien, qui préparaient le soir les habits du matin. Préparer la table du petit déjeuner fait partie de ces rites heureux et peut-être conjuratoires. On renaît chaque matin.

L'adulte oublieux de l'enfance perd peut-être le sommeil avec les rites qui l'accompagnaient. Dormir, c'est installer un pont entre crépuscule et aurore.

Sommeil et performance sportive

La passion nous pousse aux défis. L'homme cherche sans cesse à s'affranchir du sommeil pour le meilleur et pour le pire.

Record en ULM

La traversée de l'Atlantique en ULM a été précédée d'une grande préparation : étude des rythmes personnels, privations de sommeil, influence de l'environnement, apprentissage de microsommeils de dix secondes et de repos visuel. Guy Delage a parcouru 2 350 km en vingt-sept heures (il est resté au total trente-trois heures sans sommeil !).

Navigateurs solitaires

L'entraîneur, à terre, repère les moments clés pour dormir et étudie avec le navigateur la meilleure méthode pour y arriver. La relaxation, la sophrologie sont mises à contribution.

Performance et vigilance

La performance n'est altérée réellement qu'à partir de quarante-huit heures d'éveil au moins. On trouve alors des troubles de l'humeur (désintérêt, irritabilité) et des troubles de l'activité mentale (perte de concentration, de mémoire à court terme, décisions inadéquates, etc.). Les militaires, depuis longtemps, sont concernés par ce problème, d'autant plus que le matériel moderne permet de continuer la guerre la nuit. Leur besoin se manifeste sur des périodes courtes : missions de trois à quatre jours sans sommeil. La réponse est alors surtout médicamenteuse, alternant des « somnifères » et des stimulants. Les benzodiazépines (*voir* pp. 38-39) sont intéressantes pour leurs vertus relaxantes, mais on leur préfère les imidazopyridines, qui induisent rapidement le sommeil et créent moins d'accoutumance.
Parmi les stimulants, les amphétamines ont été abandonnées, car elles entraînent des troubles de comportement annexes et une dépendance souvent forte. Le café, à bonne dose, est actif, mais très variable dans ses effets selon les personnes. Il est d'ailleurs plus stimulant qu'éveillant. Les molécules dites eugrégoriques sont la réponse idéale : le modafinil produit un éveil de qualité sans sommeil sur trois ou quatre jours et sans effets secondaires. On étudie son effet sur un plus long terme.

Performance sportive

Les expériences de gêne du sommeil effectuées chez des cyclistes (lever précoce à 3 heures ou privation de sommeil durant trois heures au milieu de la nuit)

avant une épreuve ont montré une diminution de la performance physique.
En dehors de toute expérimentation, le vécu des sportifs interviewés est très variable. Certains, comme le joueur de tennis Pete Sampras, se félicitent de leur bon sommeil avant une compétition, d'autres dorment moins bien mais disent ne pas s'en ressentir. Plus important est de gérer le stress d'avant-match, de ne pas s'énerver de ne pas dormir et de savoir rester au repos, simplement. Le sommeil reste aussi un merveilleux récupérant.

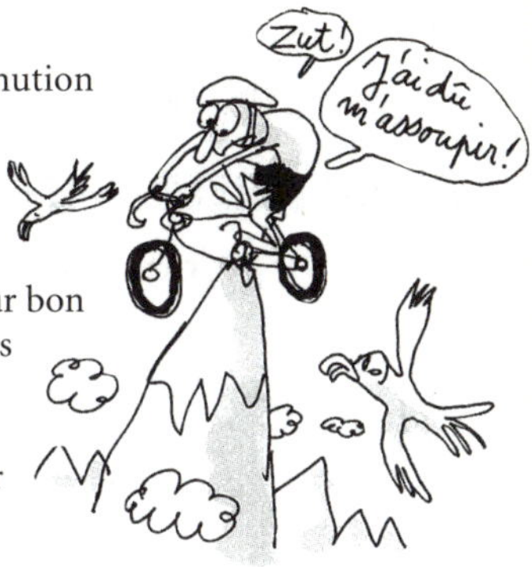

Les navigateurs solitaires

La demande est bien différente de celle des militaires. La durée d'effort plus longue, la nécessité de vigilance*, la variété de la demande selon l'état de la mer les ont amenés à travailler sur la maîtrise de leur aptitude à dormir de façon fragmentée. Il s'agit de retrouver le sommeil dit polyphasique. Ce sommeil, celui de nos ancêtres préhistoriques, paraît-il (et celui des mammifères dits « menacés »), était fait de périodes courtes, pour éviter le danger. Dans ce cas, on sort du cadre du sommeil monophasique, et aucune des réflexions sur les cycles* n'est plus valable. Le navigateur va suivre ce rythme naturellement après un à deux jours de course. Ce sommeil permet d'avoir des phases de sommeil paradoxal* beaucoup plus rapprochées, donc un sommeil plus récupérant. Le navigateur va aussi dormir par salves : trois à quatre heures, périodes de quinze minutes à une heure et même phases très courtes de moins d'une minute dans les cas extrêmes. Il doit s'entraîner à jouer avec le sommeil et à utiliser ses rythmes et sa variété. Les périodes entre 2 et 4 heures du matin et le début d'après-midi appellent spécialement le sommeil. On note que la nuit est plus propice à la récupération psychique, et l'après-midi à la récupération physique.

Les capacités d'adaptation de l'homme sont immenses. L'exploit sportif est possible si, en même temps, les fondamentaux physiologiques et psychologiques sont connus et respectés.

Les petits sommeils diurnes

Compléments du sommeil nocturne, ils répondent à des besoins de récupération. Bien utilisés, ils améliorent l'efficacité et le plaisir de vivre.

Récupérez en trois minutes

Fermez les yeux ; laissez passer trente secondes ; comptez 5 respirations profondes et lentes, inspiration sur cinq à huit secondes, expiration sur dix à douze secondes ; avant d'ouvrir les yeux, serrez les poings plusieurs fois, mâchonnez ; étirez-vous, inspirez longuement en soufflant d'un coup ; ouvrez les yeux.

Autres lieux, autres mœurs

La religion imposait ses temps de prière et permettait donc un arrêt. Qui ne connaît le tableau de Millet montrant les paysans arrêtés pendant l'Angélus et priant au son des cloches ? Les musulmans bénéficient, encore maintenant, de ce rythme de prières permettant aussi un court repos. Pratiquée durant les travaux des champs, la sieste était considérée comme naturelle. Elle avait lieu en général autour de midi, en raison de la chaleur. On disait « faire la méridienne ».

Sieste et petit sommeil

Si la vraie sieste de quatre-vingt-dix minutes persiste en Espagne, où elle rattrape la durée d'un cycle* de sommeil d'une nuit écourtée, elle ne subsiste guère en France que le week-end, pour rattraper un sommeil en retard, ou pendant les vacances. De nombreux ouvrages vantent à nouveau son charme et ses bienfaits. Une sieste réussie mérite tous les éloges. Si vous vous réveillez « mal fichu », c'est que ce moment a été trop long ou a démarré trop tard par rapport à votre envie de dormir. Dans ce cas, c'est l'occasion de se programmer sur une sieste courte, qu'on appellera plutôt petit sommeil. On n'hésitera pas à utiliser une minuterie pour programmer son réveil et s'endormir ainsi sans crainte de ne pas se réveiller à temps. Ce petit sommeil est souvent l'apanage des personnes qui peuvent rentrer déjeuner chez elles. Effectué sur le canapé, plus rarement sur le lit, il apporte un nouveau dynamisme à l'après-midi.

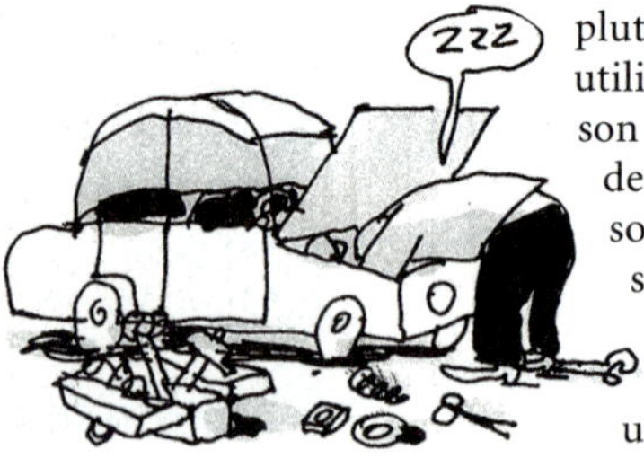

Il doit démarrer au moment où l'on ressent un début d'assoupissement ; n'essayez pas de le provoquer, une volonté trop forte de récupération bloque au contraire le processus. Même sans dormir, rester dix à quinze minutes au repos, les yeux fermés, est déjà très récupérateur ; on peut aussi se mettre un masque antilumière. Ce temps court s'accorde bien avec une vie de travail ou un week-end chargé.

Les conseils de Dalí

Bien s'asseoir, les bras sur les accoudoirs, et se laisser aller vers le sommeil après avoir pris la précaution de tenir dans sa main une clé. À l'endormissement, l'objet tombera sur une assiette posée au-dessous et son bruit vous réveillera, signalant la fin de votre repos.

Dormir au travail

Il serait bien utile, avec la pression professionnelle actuelle et les dettes de sommeil, de proposer, dans le cadre de l'entreprise, des moments de récupération, ainsi que des lieux pour les faciliter. Le travail intellectuel, ne bénéficiant pas de la justification objective de la fatigue, n'a pas intégré l'héritage du travail manuel, avec ses pauses réglementées et ritualisées. Une image trop forte d'activité et de performance empêche même ceux qui peuvent fermer leur porte de s'y adonner. Il nous faut aller en Chine pour observer dans tous les milieux et cadres de travail le *xiuxi*, aussi naturel que les exercices corporels. Les occidentaux sont ainsi surpris de voir un de leurs interlocuteurs s'endormir tout à coup en pleine réunion. En Inde, la sieste est même conseillée à un employé qui paraît fatigué.

Les microsommeils

Rappelons que la simple fermeture des yeux est très bénéfique, ne serait-ce que trente secondes seulement. Le cerveau en profite pour récupérer des sollicitations permanentes. Le rythme alpha apparaît qui signe le repos cérébral. Les sommeils flashs, appelés *naps* en Grande-Bretagne (*cat napping*), durent de une à cinq minutes. Ils sont très utiles dans une journée de travail. Si on les appelle aussi « pause parking », c'est qu'ils s'imposent spontanément en voiture pour éviter l'accident ! Plus largement, ils apprennent aussi à débrancher et à relancer la présence du corps.

Ne confiez pas votre récupération qu'à la nuit. Écoutez les signaux de votre corps et accordez-lui les temps de repos qu'il réclame.

Les cinq conseils

Respecter les besoins et les mouvements de la nature qui vivent en nous, c'est la base d'une écologie du sommeil.

Photographie

Faites-vous photographier pendant votre sommeil par quelqu'un qui vous aime. Vous serez étonné de la poésie de votre corps, semblable à ces statues qui dorment debout, drapées dans leurs voiles, au coin des allées.

Dormir est un art

Bien dormir ne doit pas être une obsession, mais un art. Comme pour tout art, il faut de l'observation, de l'imagination, de la méthode et un goût pour le beau : charme des lieux, magie des rituels, grâce des corps endormis.

Régularité

Tout est cycle* et programmation. Aussi serait-il normal de suivre son message génétique et de se coucher quand le sommeil arrive. Passé ce moment, on risque de devoir attendre le nouveau train du sommeil jusque tard. Le principe du traitement de l'insomnie est de rétablir la régularité. Sachez repérer avec le temps l'heure et la durée qui sont les bonnes et couchez-vous chaque soir si possible à la même heure. Ayez votre propre rituel de coucher et de lever, si possible également à la même heure.

Environnement sensoriel

Pas de bruit, tout d'abord, les résultats des recherches actuelles insistent sur ce point. Une chambre à 18-20 °C est aussi une chose très importante : la fraîcheur favorise le sommeil paradoxal*. Choisir une literie qui vous convienne : un lit dur ou plus mou, selon vos goûts, de préférence de bonne taille si vous vivez à deux. Mais aussi un lit plaisant à voir, draps ou couettes, couleurs, matières : on se glisse dans un lit comme dans un vêtement de nuit. La pièce, ainsi que les derniers objets sur lesquels on pose les yeux doivent plaire. Un parfum d'ambiance choisi est un bon complément.

Diététique

En dehors des « grandes occasions », évitez l'alcool le soir et le café dans les six heures qui précèdent le coucher. Si l'alcool endort, il est aussi responsable d'une mauvaise nuit. Manger légèrement au moins deux heures avant le coucher est important. Au dîner, évitez les sauces, les viandes grasses, les boissons sucrées et les excitants (attention aux fruits riches en vitamine C), préférez plutôt les glucides et les protides que les graisses. N'absorbez pas trop de liquides.

Changez de rythme

Pas d'activité physique intense avant le coucher, la chaleur du corps ne doit pas remonter puisque la température qui baisse entraîne le sommeil. La toilette, premières retrouvailles avec le corps, se doit d'être amicale, douce. Laissez les soucis de côté, n'hésitez pas à noter une idée, à régler un problème pour ne pas l'emmener dans la nuit. La lecture est un mode idéal d'entrée en sommeil ; choisir de préférence des romans. À la fermeture des yeux, imaginez un sujet agréable, des images plaisantes. Le matin, vous êtes comme neuf, vos neurones ont conversé en liberté pendant la phase de sommeil paradoxal*, les assemblages sont nouveaux, il faut garder cette fraîcheur neuronale. Ne pas mettre aussitôt les informations à la radio, qui saturent dès le matin votre système nerveux, prendre du temps pour un plaisir de table, de douche, de conversation, de café en ville avant le travail. Un matin agréable en perspective favorise le sommeil.

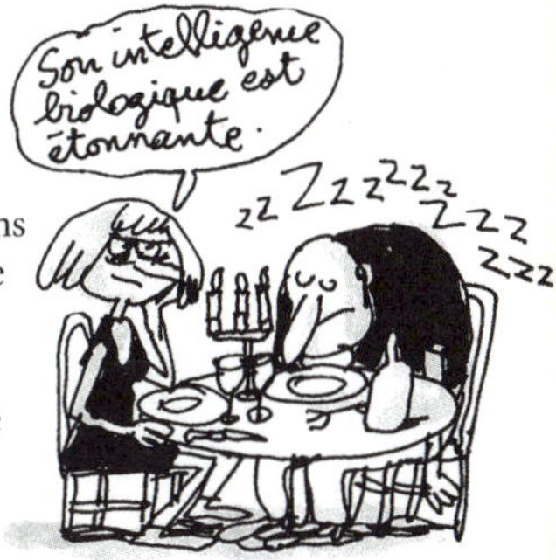

Intelligence biologique

Ces conseils présents à l'esprit, vivez selon votre nature. Nous sommes inégaux devant le sommeil et nos besoins varient avec les moments de notre vie. De nombreuses personnes souffrent plus d'une mauvaise image de leur sommeil que de leur mauvais sommeil. Ne niez pas votre réalité biologique, mais faites confiance à vos capacités d'adaptation. Le juge en sera votre état dans la journée : un bon état d'éveil, une bonne humeur, la curiosité, la capacité de communication, autant de signes que vous fonctionnez bien. En période de stress plus lourd, de changements importants, revenez bien aux principes évoqués plus haut. Soyez patient avec votre sommeil, il lui faut souvent le temps de s'acclimater.

Chaque conseil mérite d'être expérimenté et retenu selon ses effets. Sera bonne la conduite intégrant à part égale votre biologie et votre imaginaire.

Petite philosophie du sommeil

Dormir est un acte mystérieux qui nous relie à nous-mêmes, à l'humanité et au cosmos. Méditer sur sa nature et son sens pour nous n'est pas inutile.

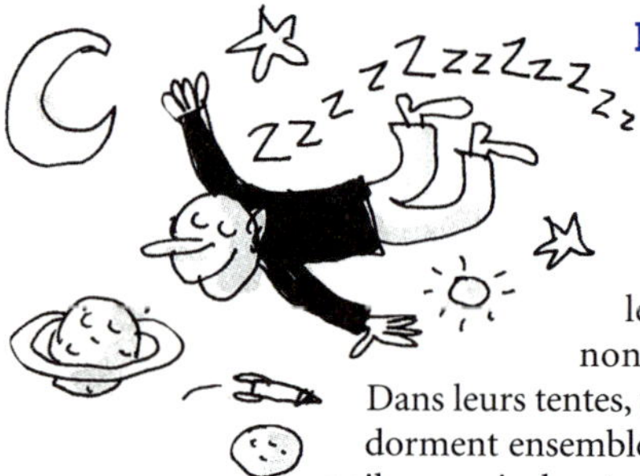

La nuit commune

Le soleil se couche, dit-on, et nous fait signe de le suivre. La nuit est un ailleurs que le sommeil visite. Dormir, c'est se mettre en accord avec le cosmos et accepter de se vivre non pas en ligne, mais en cercle. Dans leurs tentes, yourtes, igloos, etc., les hommes dorment ensemble en cercle ou en étoile. Le sommeil nous isole et nous relie. À chaque seconde, des millions d'hommes relancent dans leur sommeil paradoxal* le programme de l'Homme, dont le pourquoi nous échappe. Dans cet enfant qui dort, qu'est-ce qui nous émerveille ; dans cet ennemi qui dort, qu'est-ce qui nous empêche de le frapper ? Nuit fraternelle où tous les hommes se ressemblent.

Sensations de nuit

La nuit, yeux ouverts au noir ou fermés, le monde change. Le corps nié, évité, habillé, caché, arrive, et cette présence nous surprend ou nous charme. Cœur, respiration, bruits de ventre, sensations musculaires, tout le dedans s'éveille quand le dehors s'éteint. Le toucher (coude sous la tête, corps allongé entre les draps, air sur le visage, les bras, etc.), l'odorat (odeurs de soi, de l'autre, des lieux), ces sens bloqués le jour s'épanouissent. L'ouïe, dans le silence, entend d'autres sons, des bruissements de vie différents du bruit solide et connu. Les objets parlent la nuit : meubles, parquets, portes ; et les horloges se mêlent

Un silence pesant

L'obsession du silence, du « bien dormir », et les appartements ont fait taire ces bruits familiers, qui ne sont plus que des souvenirs d'enfance. Voitures et train sont remplacés par les convois des soucis, au bruit plus assourdissant.

en une symphonie : tic-tac du salon, quarts d'heure cristallins, sourdes notes d'heures des cloches de l'église.

Dialogues

Le pas de la maman s'éloigne après le baiser du soir. Au loin, elle parle et accomplit les tâches familières. Tu dors ? Et, dans la nuit, ce sont les chuchotements, les projets, les rires. Heureux souvenirs d'enfance que ces conversations dans le noir. Plus tard, moins souvent, c'est le dialogue à deux, côte à côte ou enlacés, ces mots différents qu'on ose dans la nuit. Ces interrogations, ces pensées, ces préoccupations, ces rêves que la lumière du jour rendraient trop certains, trop crus, trouvent leur moment. Mais aussi, seule, seul, penser ou rêver, en ayant le droit de ne pas savoir si c'est l'un ou l'autre. Ne plus consulter les médias, les autres, les livres, mais soi et tout l'héritage des hommes qui est en nous.

Aurore et crépuscule

Le crépuscule, l'aurore, ni jour ni nuit, ces moments indécis sont nécessaires à l'homme. Sortir du blanc ou noir, du oui ou non, des soi-disant choix nécessaires, ne plus trancher. Ne pas allumer trop vite, reprendre peut-être la bougie économe et qui vacille. Vivre le ralentissement du soir et la montée du jour avec le même plaisir. Le matin, un corps qui se déplisse, se déploie doucement, remplit peu à peu ses vêtements, sa journée, comme un liquide un vase. L'aurore n'est pas qu'à la croisée, l'aurore est en nous.

Être éveillé

On disait de l'enfant qu'il naissait étonné ; plus tard qu'il avait l'air éveillé. Éveillé voulait dire attentif, ouvert au monde. Ouverture pleine au monde du dedans et du dehors, au-delà des apparences, un art de voir ce qui n'est pas visible. Le sommeil remplit le même rôle qui nous fait voir les yeux fermés. Ce n'est pas sans raison que c'est pendant notre sommeil paradoxal que le cerveau consomme le plus d'oxygène. Pour nous emmener loin ?

Nuit d'étoiles

Il est d'usage maintenant, en août, de suivre la Nuit des étoiles. Installer les transats, les couvertures, préparer le café, chercher les jumelles, parler doucement comme pour ne pas gêner l'arrivée des étoiles.

Nuit propice

« Jette la pierre d'aujourd'hui, oublie et dors. Tu la trouveras demain face à l'aurore faite soleil. »
Ramón Jiménez.

À vouloir tout comprendre, l'homme perd le lien, le sens. Expérimentateur de lui-même, il oublie les trésors de sagesse et de connaissance d'avant la science.

Dormir en société

Chaque époque définit son cadre de sommeil. À la base, c'est assurer la sécurité du dormeur et la cohésion du groupe.

Protection et hiérarchie

Regroupés pour dormir avec, vraisemblablement, des quarts de garde, les hommes préhistoriques vivaient dans des cavernes protectrices. Peu à peu, des couchages se mettent en place, ainsi que des lieux précis pour dormir. Dans les groupes actuels vivant sous la tente, la place de chacun pendant le sommeil est bien définie. Dans le Grand Nord, les vieillards sont mis au froid, à la périphérie de l'igloo. Chez les Indiens des tropiques, chaque hamac a sa hauteur définie par l'importance hiérarchique du dormeur. C'est avec la ville que les premières chambres vont apparaître, mais on trouvera très longtemps, et ce jusqu'à une époque récente, le grand lit partagé à plusieurs, adultes et enfants, la domesticité (et avant, les esclaves) dormant également dedans ou à côté.

La recette du dimanche

Dès que le sommeil vient, dire à la famille : « *Je vais faire une petite sieste.* » Prendre le réveil de cuisine et mettre la minuterie sur 15 minutes. S'allonger en enlevant ses chaussures. Ne pas essayer de dormir. Vivre le bonheur d'être allongé et de se sentir vivre. À la sonnerie du réveil, se lever de bonne humeur et retrouver la famille en souriant.

Sommeil et société

La vie en couple telle que nous la connaissons n'est pas un état constant dans l'évolution de l'homme. Il faudra attendre l'époque carolingienne pour voir le lit devenir la propriété d'un couple, et la notion de famille, d'espace privé, ne trouvera sa place que vers le XVe siècle. Plus tard, à la campagne, on construira au-dessus de la grange une pièce où dormir. Le lit devient, en ville comme à la campagne, un ornement, une place importante, sous lequel on range ses biens, son magot. Au XIXe et au début du XXe siècle, la bourgeoisie investit l'espace privé personnel, chambre de madame et de monsieur.

L'époque actuelle

Familles monoparentales, couples ayant chacun leur appartement, couples aisés réintégrant chacun, après le départ des enfants, sa chambre et, bien sur, célibataires : une statistique des personnes dormant à deux serait étonnante. Pourtant, le mythe d'être à deux est si important que nombre de célibataires achètent un lit à deux places pour ne pas montrer qu'ils dorment seuls. L'importance de la population, la promiscuité permanente dans les transports en commun, les villes en général font aussi rêver d'un lieu, d'une pièce à soi. Vœu le plus souvent non exaucé si l'on considère la taille des appartements. Au contraire, même la chambre se borne souvent à un lit dans un séjour.

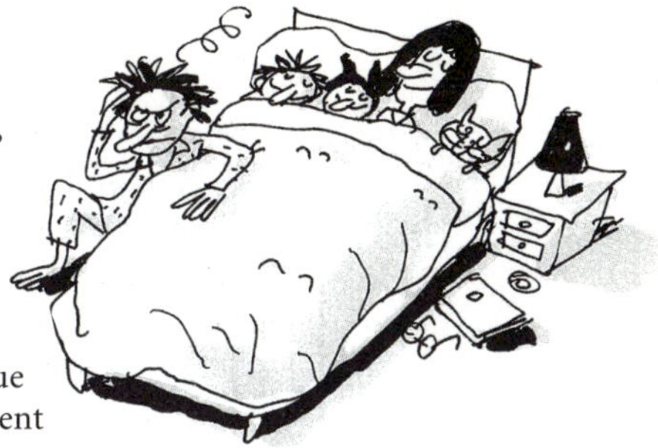

Dormir ensemble

Dans ces conditions, dormir à deux est une gageure. La présence de l'autre, ronfleur ou non, est difficile. Les rythmes de sommeil différents, couche-tôt et couche-tard, ont du mal à s'accorder. La fatigue qui terrasse l'un quand l'autre est dispos ne fait pas du lit le lieu des délices amoureux souhaités ! Les enfants, petits, qui viennent frapper tôt le matin au moment où, délassé, le couple se retrouve, posent d'autres problèmes, sans parler des terreurs nocturnes qui les font atterrir en pleine nuit dans le lit conjugal. Le sommeil est heureusement aussi ce moment merveilleux de l'abandon dans la sécurité affective, les bras de l'autre. Les petits mouvements qui l'annoncent chez l'être aimé – détente d'une main, d'une jambe – sont des sémaphores dont chacun est dépositaire. Aimer voir dormir quelqu'un est une preuve de notre amour pour lui. Le sommeil redonne au visage son unité, adoucit les traits, réveille souvent le sourire. Aussi, accorder sa nuit à quelqu'un a encore un sens affectif clair. Cela veut dire le plaisir d'un réveil, la confiance dans le lendemain.

Lits d'hôtel

Quelques vieux hôtels ont encore ces lits où bien d'autres ont formé ce creux au milieu du matelas. Il est bon de s'y lover, de s'y nicher pour retrouver l'humaine condition. En partant, laissez un bon rêve qui aidera certainement le dormeur suivant à calmer sa solitude et son angoisse.

Dormir est par définition un acte égoïste que l'on aime pourtant partager. Ce paradoxe nécessite la reconnaissance et l'expression des besoins de chacun en récupération, tranquillité, sécurité et tendresse.

Glossaire

Apnée : arrêt de la respiration avec interruption de l'effort ventilatoire.

Aromathérapie : médication à base d'huiles essentielles extraites des plantes.

Chamanisme : pratiques magiques du chaman (prêtre-magicien) qui entre en communication avec les esprits de la nature par l'extase ou la transe.

Cycles (du sommeil) : un cycle comprend une phase de sommeil lent suivie d'une phase de sommeil paradoxal*. Une nuit comprend 4 à 5 cycles.

Échelle de Jacob : Jacob, le fils d'Isaac, rêve d'une immense échelle qui atteint le ciel avec des anges qui montent et descendent et, au sommet, Dieu, qui lui assure descendance et prospérité.

Homéotherme : se dit d'un animal à sang chaud ; il a la capacité de maintenir constante sa température, quelle que soit celle de l'environnement.

Hypnopnée : réduction de 50 % de la ventilation pendant le sommeil.

Hypnotiques : de Hypnos, dieu grec du sommeil. Nom général pour les médicaments favorisant le sommeil.

Hypothalamus : région du cerveau, importante dans la régulation du sommeil.

Inconscient collectif : l'inconscient est composé de strates de plus en plus profondes, dont l'inconscient collectif, qui est l'héritage en chacun de nous de toutes les composantes de l'humanité. En témoignent les rêves chargés d'une symbolique millénaire, de mythes, d'archétypes.

Index apnée-hypnopnée : nombre d'apnées et d'hypnopnées par heure de sommeil.

Jambes sans repos : besoin irrésistible de bouger, accompagné de sensations diverses (picotements, tiraillements, tension), apparaissant au coucher en position allongée ; syndrome soulagé par la marche.

Jouvet (Michel) : membre de l'Académie des sciences, professeur de médecine expérimentale à Lyon. C'est un pionnier des recherches sur le sommeil.

Mélatonine : neurohormone fabriquée par le corps et intervenant dans la régulation des cycles* du sommeil.

Neurogenèse : la formation d'une nouvelle cellule nerveuse se fait par division de la cellule « mère », qui lui transmet automatiquement toutes les informations génétiques.

Oligothérapie : utilise les oligoéléments (cuivre, fer…).

Phytothérapie : utilise les principes actifs extraits des plantes.

Poïkilotherme : se dit d'un animal à « sang froid » ; sa température dépend de celle de l'environnement, il ne peut donc pas la maintenir constante.

Polysomnographie : c'est l'ensemble des techniques qui servent à étudier et à mesurer le sommeil. L'examen polysomnographique réunit électroencéphalogramme (EEG), électro-oculogramme (EOG) et électromyogramme (EMG).

Quiescence : état de veille calme.

Rebond (insomnie de) : à l'arrêt d'un hypnotique*, une insomnie plus importante encore peut survenir. Le risque est alors de reprendre le traitement en augmentant la dose et, à terme, de provoquer une sévère dépendance. Aussi, les traitements doivent-ils être courts et l'arrêt progressif.

Réticulée (ou substance réticulée) : formation de cellules nerveuses du tronc cérébral.

Sommeil agité : phase de sommeil qui correspond au sommeil paradoxal* de l'adulte, à ne pas confondre avec un enfant qui remue.

Sommeil paradoxal (SP) : suit le sommeil lent. Il est caractérisé par une grande activité mentale à l'EEG et un corps très mou, avec, cependant, des mouvements oculaires rapides et une érection. C'est le moment des rêves.

Vigilance : capacité soutenue à prendre conscience de son environnement et à s'y adapter.

Zolpidem : somnifère ; Stilnox (nom dans le commerce).

Zoplicone : somnifère ; Imovane (nom dans le commerce).

Adresses utiles

Société française de recherche sur le sommeil (SFRS)
Secrétariat : Cité hospitalière
de la Milétrie, BP 577,
86021 Poitiers Cedex
Tél. : 05 49 44 43 87
Site Internet :
sommeil.iniv.lyon1.fr/SFRS/SFRS.html

Centres du sommeil

Présents dans toute la France
Adresses disponibles à la SFRS

À Paris
Hôpital Hôtel-Dieu de Paris,
1, place du Parvis-Notre-Dame,
75181 Paris Cedex 04
Tél. : 01 42 34 82 44
Luxthérapie : 01 42 34 27 00

À Toulouse
Laboratoire du Sommeil / Explorations neurofonctionnelles
Hôpital de Rangueil,
1, av. Jean-Poulhes,
31403 Toulouse Cedex
Secrétariat : 05 61 32 26 98

Sophrologie

Centre d'études et d'applications de la sophrologie (CEAS)
3, passage Brady,
75010 Paris
Tél. : 01 42 08 56 01

Adresses Internet

ura1195-6.univ-lyon1.fr
Pour dialoguer avec le laboratoire de Michel Jouvet (mécanismes du sommeil, dernières découvertes, interprétation des rêves, etc.).

www.sommeil.org
Site luxembourgeois. Les mécanismes du sommeil, les troubles du sommeil (cauchemars, énurésie, etc.) sont expliqués aux adultes et aux enfants.

users.skynet.be/reves
Site belge qui propose une interprétation de vos rêves par un analyste jungien.

Bibliographie

Les fondements physiologiques

BILLARD (Michel), *Le Sommeil normal et pathologique : troubles du sommeil et de l'éveil*, coll. « Précis de médecine », Masson, 1998.

BILLARD (Michel), *Sommeil et éveil : physiologie et pathologie*, coll. « Espace science », Espaces 34, 1997.

Les grands fondateurs

DEMENT (William C.), VAUGHAN (Christopher), *Avoir un bon sommeil*, Odile Jacob, 2000.

JOUVET (Michel), *Pourquoi dormons-nous ? Pourquoi rêvons-nous ? Où, quand, comment ?*, coll. « Sciences humaines », Odile Jacob, 2000.

JOUVET (Michel), *Le Sommeil et le rêve*, coll. « Poches Odile Jacob », Odile Jacob, 1998.

Le travail posté

LÉGER (Damien), GUILLEMINAULT (Christian), *Sommeil, vigilance et travail*, coll. « Monographies de médecine du travail », Masson, 1997.

Vie pratique

MAURIN (Charles), *Vaincre les ennemis du sommeil*, coll. « Poche pratique », Marabout, 2000.

Autour du sommeil

ANTIER (Edwige), *Mon bébé dort bien*, coll. « Guide France-Info », Balland, 1998.

AUDOUIN (Luc), *La Sophrologie*, coll. « Les Essentiels Milan », Milan, 2000.

BRENOT (Philippe), *Les Mots du sommeil*, coll. « Méditemps », L'Esprit du temps, 1991.

DIBIE (Pascal), *Ethnologie de la chambre à coucher*, coll. « Suites – Suite sciences humaines », Métailié, 2000.

LACROIX (Benoi), NEURAY (Olivier), *La Ballade du sommeil*, Mijade, 1999. Pour expliquer le sommeil aux enfants.

MANCEAUX (Michèle), *Éloge de l'insomnie*, Hachette Pratique, 1985.

PIERPAOLI (Walter), *Le Miracle de la mélatonine*, coll. « Réponses-Santé », Robert Laffont, 1995.

Bibliographie (suite)

Autrement, n° 119, « Dormir – L'énigme de chaque nuit », 1991.
Une série d'articles de qualité, un ton original.

Les rêves

FREUD (Sigmund), *L'Interprétation des rêves*, coll. « Grands Ouvrages », PUF, 1999.
Publié en 1900, il influencera totalement le regard du XXe siècle sur les rêves.

FUKS (Paul), *Les Rêves*, coll. « Les Essentiels Milan », Milan, 1999.
Tout sur les rêves dans un petit format.

Autour des fonctions du rêve

JUNG (Carl Gustav), *L'Homme à la découverte de son âme*, Albin Michel, 1994.
Toutes les notions développées par Jung, notamment celles sur les rêves.

PAROT (Françoise), *L'homme qui rêve*, coll. « Premier Cycle », PUF, 1995.
De l'homme primitif aux neurosciences, de la mystique à la psychanalyse, tous les courants qui se sont intéressés aux rêves.

Revues

Psychologie.

Sciences et Avenir (n° 109, hors-série « Le rêve »)
Ces deux revues publient régulièrement des articles sur les rêves et le sommeil, avec une bibliographie importante à l'appui.

La Recherche, hors-série n° 3, avril 2000, « Le sommeil et le rêve ».

Index *Le numéro de renvoi correspond à la double page.*

Dans la collection *Les Essentiels Milan*
derniers titres parus

Dans la collection *Les Essentiels Milan Junior*

Responsable éditorial
Bernard Garaude
Directeur de collection – Édition
Dominique Auzel
Assistante d'édition
Anne Vila
Correction-Révision
Élisée Georgev
Iconographie
Sandrine Batlle
Illustrations
Jacques Azam
Conception graphique
Bruno Douin
Maquette
Isocèle
Infographies
Isocèle
Fabrication
Isabelle Gaudon
Hélène Zanolla

ISBN : 2-7459-0326-8
D. L. 1er trimestre 2004
Aubin Imprimeur, 86240 Ligugé
Impr. P 66270
Imprimé en France